ロコモティブ シンドローム ビジュアルテキスト

監修 **大江隆史** ロコモ チャレンジ！推進協議会 委員長／
NTT 東日本関東病院 院長

編集 **ロコモ チャレンジ！推進協議会**

*Locomotive Syndrome
Visual Text*

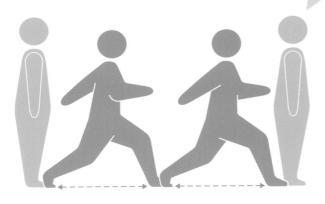

JN050297

Gakken

はじめに

　ロコモティブシンドローム（ロコモ）の概念が日本整形外科学会から発表されて15年目に入った．ロコモという言葉を聞いたことがある国民の割合（認知度）は50%の手前で足踏みをしているが，医療関係者に限ると過半数に達しているのではないかと思う．特に整形外科と関係の深い理学療法士・作業療法士をはじめとするコメディカルの方では，その認知度はもっと高いであろう．認知度の先に目指すものは，理解度の向上である．

　本書籍発刊のきっかけは「コメディカルの学生のロコモへの関心度はとても高いのに，まとまったテキストがありませんね」と忠告をいただいたことである．ロコモに関しては医学雑誌に特集として定期的に取り上げられており，2010年と2021年に医師向けの診療ガイドも発行されているのに，確かにコメディカルの方向けのまとまった書籍がなかった．運動器医療に関係する多職種の理解度の向上を目指しているのに，そのための努力が足りなかったと反省した．

　はじめ，本書はもっと軽い様式の予定であった．パラパラとめくるだけで，ロコモの概略が分かる程度の内容でもよいと計画を立てた．そのなかで，日本整形外科学会からロコモ関連事業を全面的に委託されている，「ロコモ チャレンジ！推進協議会」とその関係の先生方に執筆を依頼することにした．NTT東日本関東病院の整形外科の先生方にも無理やり頼んだ．しかし，いざ届いた原稿を見てみると，執筆者の熱意のこもった濃い内容のものになっていた．そのため，出版社の方には，パラパラとめくるだけで概略が分かるように，文章を図で表現する工夫を多くの箇所で行ってもらった．

　本書は短時間でロコモを理解することもできれば，さらにその根拠と最新知識を得ることもできる様式と内容を持つことができた．ぜひ，運動器医療に関係する多職種の方々に手に取っていただければ幸いである．

　もしかして，後ろからこっそり本書を覗きこんでいる整形外科の先生がいるかもしれないが，そうなれば執筆者にとってのさらなる喜びである．

令和3年11月
ロコモ チャレンジ！推進協議会　委員長
NTT東日本関東病院　院長
大江隆史

「ロコモティブシンドロームビジュアルテキスト」発刊に寄せて

　東京大学医学部整形外科教室を主宰された中村耕三先生に初めてお会いしたのは，平成10（1998）年夏，横須賀海軍病院において英語で行われた整形外科カンファランスであったと記憶している．その時に頂いた名刺は永く私の名刺入れに留まっている．高齢化社会の到来を見据え，整形外科医が担当すべき運動器疾患として「ロコモティブシンドローム」を中村先生が提唱してから今日まで15年が経過し，ついにメディカルスタッフのために書かれた書籍「ロコモティブシンドロームビジュアルテキスト」が上梓された．編集を担当された大江隆史先生とロコモ　チャレンジ！推進協議会委員の皆様に心より敬意を表したい．

　平成26（2014）年に私は北海道医療大学に赴任した．理学・作業療法士学部生に整形外科学の講義を行い，さらに医学概論，リハビリテーション医学を担当する中で，ロコモティブシンドロームがいずれの科目にも僅かしか取り上げられていないことに疑問を抱いていた．また，卒業した学生がロコモティブシンドロームを意識して取り組んでいる姿を見る機会も少なかった．この状況を大江先生に伝え，ロコモティブシンドロームの啓発のためにメディカルスタッフ養成校での講義に使用できる教材を作成できないものかと相談したところ，瞬く間に編集されて出来上がったのが本書籍「ロコモティブシンドロームビジュアルテキスト」である．

　本書籍の活用により，「ロコモティブシンドローム」のルーツと病態，社会的意義と治療での運用について，順を追って説明することができる．私の経験から，本書籍の活用法について担当年次に沿って授業ごとに挙げてみると，1学年での「医学概論」での取り上げ，2学年での「整形外科学」での運動器疾患の解説，3学年での「リハビリテーション医学」での位置づけ，さらに4学年での「ロコモ疾患の画像評価」，と進む過程が知識の定着に有用と考えている．

　本書籍がメディカルスタッフへのロコモティブシンドロームの啓発，特にフレイル・サルコペニアとの関連性を強調する教材としての価値を生むこと，啓発された理学療法士・作業療法士・言語聴覚療法士，さらに看護師や社会福祉士を目指す学生が卒業後長期にわたりロコモティブシンドロームを普及する足掛かりとなることを確信している．

令和3年11月
北海道医療大学リハビリテーション科学部
特任教授　青木光広

■ 監修

大江 隆史　　　ロコモ チャレンジ！推進協議会 委員長/NTT 東日本関東病院 院長

■ 編集

ロコモ チャレンジ！推進協議会

■ 執筆者〈執筆順〉

大江 隆史　　　前掲

山田 恵子　　　東京大学医学部附属病院企画情報運営部 助教

原藤 健吾　　　慶應義塾大学医学部整形外科学教室 講師

岸田 俊二　　　聖隷佐倉市民病院 院長補佐/整形外科

大科 将人　　　NTT 東日本関東病院整形外科

山田 高嗣　　　NTT 東日本関東病院整形外科 主任医長/脊椎・脊髄病センター長

石橋 英明　　　伊奈病院 副院長/整形外科 科長

大嶋 浩文　　　NTT 東日本関東病院整形外科 医長/人工関節センター長

高本 康史　　　NTT 東日本関東病院整形外科

柴山 一洋　　　NTT 東日本関東病院スポーツ整形外科

松井 康素　　　国立長寿医療研究センター ロコモフレイルセンター長

竹下 克志　　　自治医科大学整形外科 教授

篠田 裕介　　　埼玉医科大学リハビリテーション医学教室 教授

村永 信吾　　　亀田総合病院リハビリテーション事業管理部 部長

藤田 博曉　　　埼玉医科大学保健医療学部理学療法学科 教授

冨士 武史　　　北大阪ほうせんか病院 院長

新井 智之　　　埼玉医科大学保健医療学部理学療法科 准教授

山口 智志　　　千葉大学大学院国際学術研究院 准教授

宮腰 尚久　　　秋田大学大学院医学系研究科医学専攻機能展開医学系整形外科学講座 教授

本郷 道生　　　秋田大学医学部附属病院整形外科 講師

緒方 徹　　　　東京大学大学院医学系研究科リハビリテーション医学 准教授

藤田 順之　　　藤田医科大学整形外科 主任教授

帖佐 悦男　　　宮崎大学医学部整形外科 教授

佐藤 公一　　　佐藤整形外科 院長

加藤木 丈英　　聖隷佐倉市民病院リハビリテーション室 係長

上西 一弘　　　女子栄養大学栄養学部 教授

若林 秀隆　　　東京女子医科大学リハビリテーション科 教授/基幹分野長

CONTENTS

編集担当：海辺雛子，黒田周作

カバー・表紙・本文デザイン：松田剛，大矢佳喜子（東京100ミリバールスタジオ）

本文イラスト：桑原正俊，日本グラフィックス

第1章 ロコモティブシンドロームの定義と概念

1. ロコモティブシンドロームとは何か?

ロコモティブシンドロームの定義

　ロコモティブシンドロームとは,運動器の障害によって,立つ,歩くという移動機能の低下をきたした状態のことである〔図1〕.

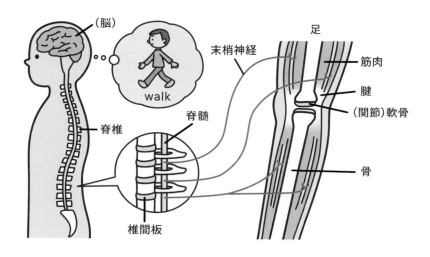

〔図1〕運動器の仕組み

ロコモティブシンドロームという言葉の由来

　移動する能力のことを,英語でlocomotiveという.蒸気を使って移動する機関車をSLというが,これはsteam locomotiveの略である.この移動する能力(移動機能)に不具合が生じた状態全体に,2007年,日本整形外科学会が「ロコモティブシンドローム」という名前をつけた〔図2〕.移動機能不全症などの否定的な言葉を含まない名前にした理由は,広く国民に使ってもらえることを目指したからであり,認知症が認知機能低下症といわないことにヒントを得たことによる.

1.なぜ，ロコモティブシンドロームという言葉が必要か？

　高齢者の移動機能低下は1つの疾患だけが原因ではないから，いろいろな原因で移動機能の低下をきたしたものを，まとめてロコモティブシンドロームとよんで，総合的な対策を考えたほうがよいからである．

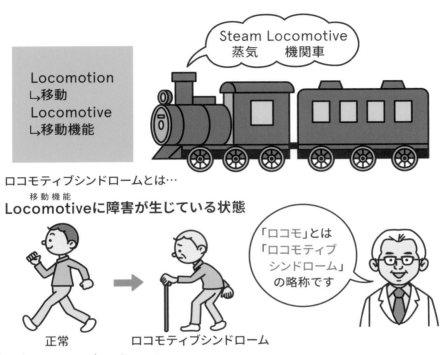

〔図2〕ロコモティブシンドローム

高齢者の運動器障害

1.高齢者の運動器障害の特徴は？

　複数の運動器の不具合が，連鎖したり，複合したりして移動機能を低下させることである〔図3〕．

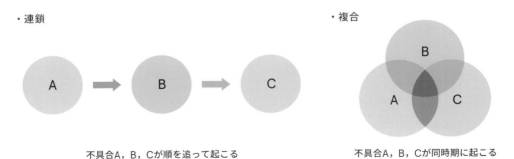

〔図3〕連鎖と複合のイメージ

2.運動器の不具合の連鎖や複合の原因は?

高齢になると，多くの人が運動器疾患をもつようになる〔図4〕[1～4]．また多くの人が複数の運動器疾患をもつようになる〔図5〕[5]．

運動器疾患が進行すると手術が必要となることも多いが，実際に手術を受けている人も非常に多い〔表1〕．このため，高齢になると運動器の不具合が，たとえば筋力の低下を通して別の不具合を起こすことによって連鎖したり，1つの不具合だけあれば歩行できる程度でも，2つの不具合が合併することによって複合的に歩行困難を起こす〔図6〕．

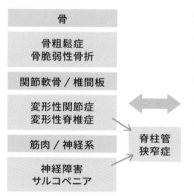

- 骨粗鬆症[※1] ：1,070万人
- 変形性膝関節症[※1] ：2,530万人
- 変形性股関節症[※2] ：1,200万人
- 変形性腰椎症[※1] ：3,790万人
- 腰部脊柱管狭窄症[※3]：610万人
- サルコペニア[※4] ：370万人

※1 Yoshimura N, et al：J Bone Miner Metab 27(5)：620-628,2009
※2 Yoshimura N, et al：Modern Rheumatology 27(1)：1-7,2017
※3 Ishimoto Y, et al：Osteoarthritis Cartilage 20(10)：1103-1108,2012
※4 Yoshimura N, et al：Osteoporos Int. 28(1)：189-199,2017

〔図4〕ロコモの構成疾患の有病者数

変形性膝関節症，腰椎症，骨粗鬆症のうちいずれか1つ．
変形性膝関節症，腰椎症，骨粗鬆症のうちいずれか2つ．
変形性膝関節症，腰椎症，骨粗鬆症のうちいずれも．

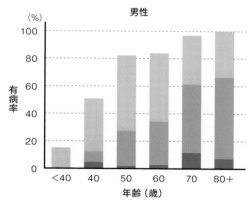
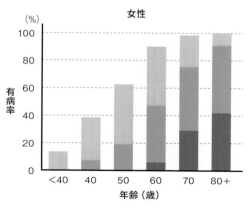

この3つの疾患のうちどれか1つでももつ人は日本の40歳以上で4,700万人⇒ロコモ予備軍（吉村ら）

〔図5〕運動器疾患の合併に伴いcommon diseaseを複数もつ人が増加

(Yoshimura N, et al：Epidemiology of Locomotive Organ Disorders and Symptoms：An Estimation Using the Population-Based Cohorts in Japan. Clin Rev Bone Miner Metab 14：68-73, 2016より引用)

〔表1〕65歳以上の運動器の手術で多いもの（年間推計1万件以上）

順位	手術	2016年6月（1か月の件数）	年間の件数（推計）
1	骨折観血的手術（大腿）	8,735	10万5千
2	人工膝関節置換術	4,994	6万5千
3	大腿骨人工骨頭挿入術	4,473	5万4千
4	腱鞘切開術	3,110	3万7千
5	骨折観血的手術（前腕）	2,424	2万9千
6	人工股関節置換術	2,309	2万8千
7	脊椎　椎弓形成	2,011	2万4千
8	手根管開放手術	1,404	1万7千
9	脊椎　後方椎体固定	1,349	1万6千
10	脊椎　椎弓切除	1,287	1万7千
11	骨折観血的手術（上腕）	1,192	1万5千
12	骨折観血的手術（下腿）	947	1万2千
13	脊椎　後方又は後側方固定	890	1万1千

（厚生労働省：社会医療診療行為別統計（2016年6月審査分）
https://www.mhlw.go.jp/toukei/list/26-19.html（2021年10月25日検索）より手術に関する部分を抽出して計算・作成）

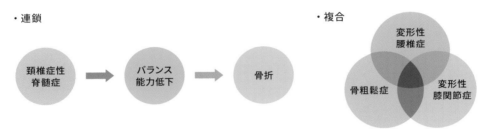

〔図6〕疾患や病態の連鎖と複合の例

なぜ，日本からロコモを発信する必要があるか？

わが国では，ヒトの長寿化と社会の高齢化〔表2〕が同時に，世界一のスピードで進んできたので，世界で一番早く加齢に伴う運動器機能の低下が問題になり，「ロコモティブシンドローム」という状態に気づくことができた．日本社会の高齢化率は1970年からわずか24年間で2倍になった〔図7〕[6]．また日本人の長寿化も進み〔図8〕，今や70歳以上の日本人の多くが90歳まで生きる〔表3〕[6]．この現実に気づき，それに伴う運動器の問題に対処するための考え方が，ロコモという概念である．

〔表2〕社会の高齢化の定義

65歳以上の人口が全人口に占める割合
・7％以上：高齢化社会
・14％以上：高齢社会
・21％以上：超高齢社会＊
・これ以上では定義がない

＊超高齢化社会という言葉は正確でない．

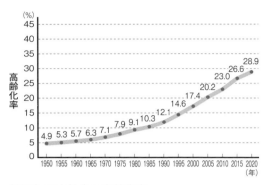

〔図7〕日本社会の高齢化率
（厚生労働省：令和元年簡易生命表の概況．2019．
https://www.mhlw.go.jp/toukei/saikin/hw/life/life19/
index.html（2021年10月6日検索）より作成）

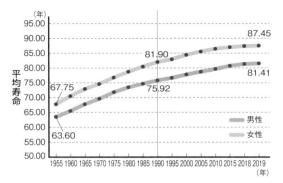

〔図8〕日本人の長寿化：平均寿命の推移
（厚生労働省：令和元年簡易生命表の概況．2019．
https://www.mhlw.go.jp/toukei/saikin/hw/life/life19/
index.html（2021年10月6日検索）より作成）

〔表3〕日本人の長寿化：2018年の平均余命

年齢	0歳	5歳	10歳	15歳	20歳	25歳	30歳	35歳	40歳	45歳
男	81.41	76.63	71.66	66.69	61.77	56.91	52.03	47.18	42.35	37.57
女	87.45	82.66	77.69	72.72	67.77	62.84	57.91	53.00	48.11	43.26
年齢	50歳	55歳	60歳	65歳	70歳	75歳	80歳	85歳	90歳	
男	32.89	28.34	23.97	19.83	15.96	12.41	9.18	6.46	4.41	
女	38.49	33.79	29.17	24.63	20.21	15.97	12.01	8.51	5.71	

（単位：年）

（厚生労働省：令和元年簡易生命表の概況．2019．
https://www.mhlw.go.jp/toukei/saikin/hw/life/life19/index.html（2021年10月6日検索）より作成）

引用・参考文献

1）Yoshimura N, et al: Prevalence of knee osteoarthritis, lumbar spondylosis, and osteoporosis in Japanese men and women: the research on osteoarthritis/osteoporosis against disability study. J Bone Miner Metab 27(5):620-628, 2009.
2）Yoshimura N, et al: Epidemiology of the locomotive syndrome: The research on osteoarthritis/osteoporosis against disability study 2005-2015. Mod Rheumatol 27(1): 1-7, 2017.
3）Ishimoto Y, et al: Prevalence of symptomatic lumbar spinal stenosis and its association with physical performance in a population-based cohort in Japan: the Wakayama Spine Study. Osteoarthritis Cartilage 20(10): 1103-1108, 2012.
4）Yoshimura N, et al: Is osteoporosis a predictor for future sarcopenia or vice versa? Four-year observations between the second and third ROAD study surveys. Osteoporos Int 28(1):189-199, 2017.
5）Yoshimura N, et al: Epidemiology of Locomotive Organ Disorders and Symptoms: An Estimation Using the Population-Based Cohorts in Japan. Clin Rev Bone Miner Metab 14: 68-73, 2016.
6）厚生労働省：令和元年簡易生命表の概況．2019．
https://www.mhlw.go.jp/toukei/saikin/hw/life/life19/index.html（2021年10月6日検索）

第2章 ロコモティブシンドロームの疫学

1. データでみるロコモティブシンドローム

ロコモの疫学

　ロコモの有病率は，移動機能の低下が始まっているとされるロコモ度1で69.8％（男性68.4％，女性70.5％）〔**図1**〕，移動機能の低下が進行しているとされるロコモ度2以上は25.1％（男性22.7％，女性26.3％）〔**図2**〕と報告されている．

　これを平成22年度のわが国の人口統計にあてはめて該当者数を推定すると，40歳以上でロコモ度1は4,590万人（男性2,020万人，女性2,570万人），ロコモ度2は1,380万人（男性460万人，女性920万人）となると報告されている[1]．さら

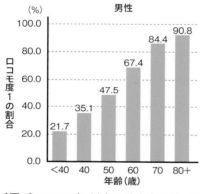

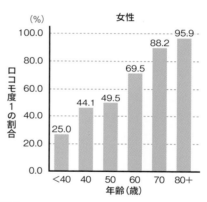

〔**図1**〕ロコモ度1以上の該当者の性・年代別割合

(Yoshimura N, et al：Epidemiology of the locomotive syndrome：The research on osteoarthritis/osteoporosis against disability study 2005-2015. Mod Rheumatol 27(1)：1-7, 2017より引用)

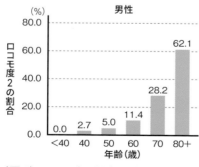

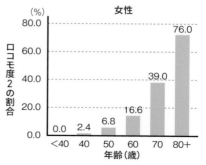

〔**図2**〕ロコモ度2以上の該当者の性・年代別割合

(Yoshimura N, et al：Epidemiology of the locomotive syndrome：The research on osteoarthritis/osteoporosis against disability study 2005-2015. Mod Rheumatol 27(1)：1-7, 2017より引用)

に，移動機能の低下が進行し，社会生活に支障をきたしているとされるロコモ度3の有病率は10.3％（男性8.3％，女性11.3％），該当者数580万人と推定されている[2]．ロコモ度1以上をいわゆる「ロコモ」と考えると，40歳以上の約7割がロコモであることになり，これはきわめて高い数値であると考えられる．

図1に示されるように，ロコモ度1以上の該当者は年代が上がるにつれて増加する．とくにロコモ度1は，加齢に伴って比較的線形に増加していくことが知られている．そして，ロコモ度2以上の該当者は60代以上になると急速に増加する〔図2〕．ロコモ度3の該当者は70〜80代で急増する．また，とくにロコモ度1に関しては，20代や30代の若年層でも1〜2割が該当するため，すべての年代においてロコモの予防・啓発が重要になる[3]．さらに，3つのテストはそれぞれ独立して移動機能低下のリスクを上げる，つまり，移動機能において重要な別々の因子を測定しているため，若年層においては「3つのテストのうち，どれか1つがあてはまる」ことでロコモに該当することが多いが，年齢が上昇するにつれて，3つのテストのうち複数が該当する率が高くなる[3]．

ロコモ関連疾患の疫学

多くの加齢性・変性疾患がロコモと関連する疾患にあてはまる．以下に，主要なロコモ関連疾患の疫学を示す．

1.骨粗鬆症

骨粗鬆症は骨の量（骨量）が減ったり，骨の質が悪化したりして骨折しやすくなる疾患である．

大規模な地域コホートでの報告では，腰椎の骨粗鬆症の有病率は男性3.4％，女性19.2％，また大腿骨頚部の骨粗鬆症の有病率は男性12.4％，女性26.5％と報告されている〔図3〕．この結果から，わが国における40歳以上での骨粗鬆症患者は腰椎で640万人（男性80万人，女性560万人），大腿骨頚部では1,070万人（男性260万人，女性810万人）と推定されている[4]．そして，腰椎もしくは大腿骨頚部のどちらかに骨粗鬆症がある患者は1,280万人（男性300万人，女性980万人）と推定される[5]．骨粗鬆症

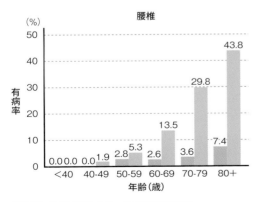
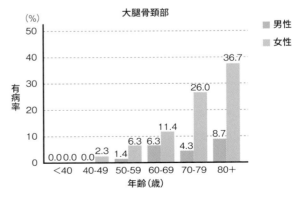

〔図3〕骨粗鬆症の性・年代別有病率

(Yoshimura N, et al：Prevalence of knee osteoarthritis, lumbar spondylosis, and osteoporosis in Japanese men and women：the research on osteoarthritis/osteoporosis against disability study. J Bone Miner Metab 27(5)：620-628, 2009より著者作成)

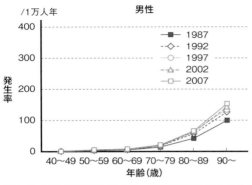
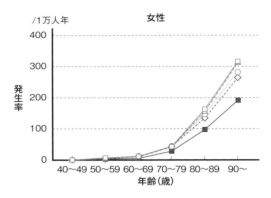

〔図4〕大腿骨頚部骨折の性・年代別発生率とその推移

(Yoshimura N, et al：Epidemiology of Locomotive Organ Disorders and Symptoms：An Estimation Using the Population-Based Cohorts in Japan. Clin Rev Bone Miner Metab 14：68-73, 2016 より引用)

は男性よりも女性に多く，とくに女性ホルモン（エストロゲン）が骨代謝に深くかかわっているため，閉経後の女性に多いのが特徴である．

　骨粗鬆症が引き起こす骨折のなかで，代表的なものが腰椎椎体骨折と大腿骨頚部骨折である．大腿骨頚部骨折については，1987年から2007年までの全国調査において，継続的にその発生率が上昇していた．また，その発生率は60〜70歳以降で急激に増加することが示されている〔図4〕[6]．骨粗鬆症性骨折の危険因子は体重が少ないこと，骨粗鬆性骨折の既往があること，喫煙，ステロイドの使用歴，家族歴などが知られている[7]．

2. 変形性腰椎症

　変形性腰椎症は高齢者の腰痛と深く関連する疾患であり，後述の腰部脊柱管狭窄症を引き起こす，年齢に伴う変性疾患の一つである．よって，高齢になるほどその有病率は増加する．なお，変形性腰椎症は女性よりも男性の有病率が高いことが知られている．吉村らの報告によれば，80歳以上になると，その有病率は女性で8割弱，男性で9割にも及ぶ〔図5〕[4]．わが国における40歳以上の変形性腰椎症数は3,790万人（男性1,890万人，女性1,900万人）と推定されている[4]．

3. 変形性膝関節症

　変形性膝関節症は膝の軟骨変性を主因とし，膝の痛みや可動域障害，歩行障害などを引き起こす疾患である．女性，肥満，外傷の既往等が危険因子であることが知られている．他の関節変性疾患と同じく，変形性膝関節症も加齢とともに増加する．有病率を図6に示す[4]．わが国における40歳以上の変形性膝関節症数は2,530万人（男性860万人，女性1,670万人）と推定されている[4]〔レントゲン所見におけるKellgren-Lawrence（KL）グレード2以上〕．

4. 骨粗鬆症，変形性腰椎症，変形性膝関節症とロコモの関係

　骨粗鬆症，変形性腰椎症，変形性膝関節症は，ロコモの原因疾患となる代表的な疾患であるが，さらにこの3つの併存率は非常に高いことが報告されている．また，この3つの疾患のどれかをもつ割合は，60歳代では8割以上に及び，さらに加齢に応じてその割合が上昇し，80歳以上ではほぼ全員が，どれかを疾患として抱えていることになるため〔図7〕[6]，この3つの疾患はロコモの主因となる疾患として常に念頭に置いておくべきものである．

10

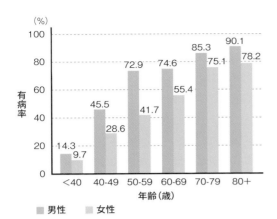

〔図5〕変形性腰椎症の性・年代別有病率

(Yoshimura N, et al：Prevalence of knee osteoarthritis, lumbar spondylosis, and osteoporosis in Japanese men and women：the research on osteoarthritis/osteoporosis against disability study. J Bone Miner Metab 27(5)：620-628, 2009をもとに作成)
(Yoshimura N, et al：Epidemiology of Locomotive Organ Disorders and Symptoms：An Estimation Using the Population-Based Cohorts in Japan. Clin Rev Bone Miner Metab 14：68-73, 2016より引用)

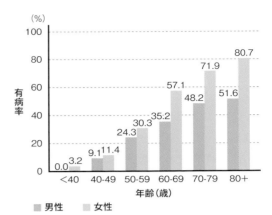

〔図6〕変形性膝関節症の性・年代別有病率

(Yoshimura N, et al：Prevalence of knee osteoarthritis, lumbar spondylosis, and osteoporosis in Japanese men and women：the research on osteoarthritis/osteoporosis against disability study. J Bone Miner Metab 27(5)：620-628, 2009をもとに作成)
(Yoshimura N, et al：Epidemiology of Locomotive Organ Disorders and Symptoms：An Estimation Using the Population-Based Cohorts in Japan. Clin Rev Bone Miner Metab 14：68-73, 2016より引用)

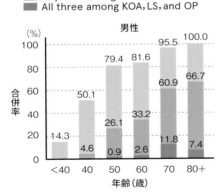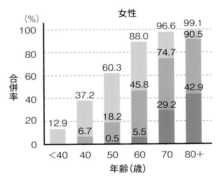

KOA：変形性膝関節症，LS：変形性腰椎症，OP：骨粗鬆症

〔図7〕変形性腰椎症，変形性膝関節症，骨粗鬆症の性・年代別合併率

(Yoshimura N, et al：Epidemiology of Locomotive Organ Disorders and Symptoms：An Estimation Using the Population-Based Cohorts in Japan. Clin Rev Bone Miner Metab 14：68-73, 2016より引用)

略語		
KOA	変形性膝関節症：knee osteoarthritis	
LS	変形性腰椎症：lumbar spondylosis	
OP	骨粗鬆症：osteoporosis	

5.腰部脊柱管狭窄症

　腰部脊柱管狭窄症は変形性腰椎症，腰椎椎間板の変性や，靱帯の肥厚等に伴って，腰の神経もしくは血管のスペースが少なくなり，腰痛や下肢痛を生じる一連の病態である．代表的な症状は間欠

第2章 ロコモティブシンドロームの疫学

性跛行（休み休みしか歩けない）であり，重要な歩行障害の原因となる．よって，移動機能障害であるロコモときわめて関連が深い．わが国における腰部脊柱管狭窄症の有病率は9.3％（男性10.1％，女性8.9％）と報告されている[8]．70歳以上の男性ではあまり年代による有病率に変化がないが，女性は年代が上がるにつれて有病率が上昇する〔図8〕．わが国の有病者数は580万人（男性300万人，女性280万人）と推定されている[9]．高齢化に伴い，さらに増加することが想定される．

6.変形性股関節症

股関節の軟骨がすり減ることによって，股関節の疼痛，歩行障害をきたす疾患である．重量物作業と先天性の骨格〔寛骨臼形成不全，発育性股関節形成不全（脱臼）の既往〕などが危険因子として知られている[10]．40〜50歳で発症することが多い[9]．レントゲン所見でKLグレード2以上の変形性股関節症の大規模コホートでの有病率は15.7％（男性18.2％，女性14.3％）と報告されている[11, 12]．この報告から，わが国の有病者数は1,200万人（男性660万人，女性540万人）と推定される．なお，有病率は診断基準によって異なり，進行した（KLグレード3以上）変形性股関

節症の有病率は2.1％（男性1.3％，女性2.5％）と報告されている．関節の変性疾患ではあるが，前出の変形性膝関節症，変形性腰椎症と比較して，年齢による有病率の上昇をそれほど認めないのが特徴である〔図9〕．

7.サルコペニア

サルコペニアは，本質的には「骨格筋量の低下」に注目し，それに伴う筋力や身体機能の低下も併せて示した概念であるため，ロコモの要因として重要である．サルコペニアの有病率は，どの対象者で測るか，もしくはサルコペニアの定義を何にするかによってかなり異なるが，大規模な調査ではおおよそ6〜12％になるため，その程度であると考えられている[13]．サルコペニアの危険因子は年齢の上昇，活動不足，代謝疾患や消耗性疾患などの疾患，そして栄養不良等である[14]．大規模コホートにおける60歳以上のサルコペニアの有病率の年齢による変化を図10に示す〔なお，この図のサルコペニアの定義は，2018年までのアジアサルコペニアワーキンググループ（AWGS）の定義による〕．この調査によるわが国の有病者数の推定数は，60歳以上で370万人（男性120万人，女性250万人）とされる[14]．

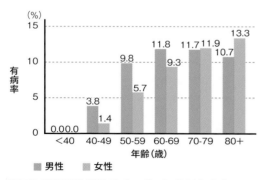

〔図8〕腰部脊柱管狭窄症の性・年代別有病率

(Ishimoto Y, et al：Prevalence of symptomatic lumbar spinal stenosis and its association with physical performance in a population-based cohort in Japan：the Wakayama Spine Study. Osteoarthritis Cartilage 20(10)：1103-1108, 2012より著者作成)

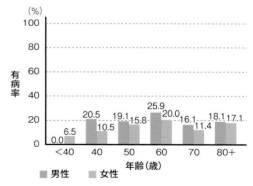

〔図9〕変形性股関節症の性・年代別有病率

(Iidaka T, et al：Prevalence of radiographic hip osteoarthritis and its association with hip pain in Japanese men and women：the ROAD study. Osteoarthritis Cartilage 24(1)：117-123, 2016をもとに作成)

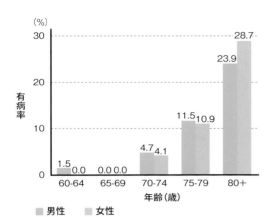

■ 男性　■ 女性

〔図10〕サルコペニアの性・年代別有病率

(Yoshimura N, et al：Is osteoporosis a predictor for future sarcopenia or vice versa? Four-year observations between the second and third ROAD study surveys. Osteoporos Int 28(1)：189-199, 2017より著者作成)

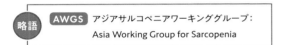

略語　**AWGS**　アジアサルコペニアワーキンググループ：Asia Working Group for Sarcopenia

8.フレイル

フレイルは"frailty"，「加齢に伴う予備能力低下のため，ストレスに対する回復力が低下した状態」を日本語訳したものである[15]．フレイル自体の統一された概念はまだ世界的にもなく，いろいろな考え方があるが，診断基準としては，①意図しない体重の減少，②疲れやすさ（自覚的），③筋力低下（握力），④歩行速度の低下，⑤活動量の低下，というFriedの5つの徴候を基準として診断されることが多い[16]．

フレイルは高齢者における身体的，社会的，精神・心理的脆弱性など，多面的な問題を含んでいる．ロコモはフレイルよりも人生の早い時期，それこそ若年期〜壮年期から現れ，進行すると自覚症状を伴い顕著になるが，この状態が身体的フレイルに相当すると考えられている[17]．つまり，進行したロコモとフレイルは深い関係にある〔**図11**〕．

システマティックレビューの結果，フレイルの有

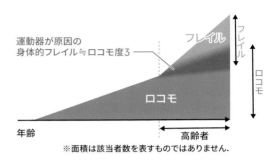

〔図11〕フレイルと身体的ロコモの関係（イメージ図）

（ロコモ チャレンジ！推進協議会：ロコモパンフレット2020年度版．p.4-5, 2020より引用）

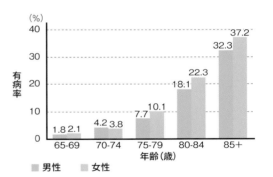

■ 男性　■ 女性

〔図12〕フレイルの性・年代別有病率

(Kojima G, et al：Prevalence of frailty in Japan：A systematic review and meta-analysis. J Epidemiol 27(8)：347-353, 2017より著者作成)

病率は高齢者で7.4％（男性7.6％，女性8.1％）と報告され，加齢に伴って上昇し，女性のほうが多い〔**図12**〕[18]．フレイルの危険因子としては，運動習慣（偏った食事や運動不足），全身の疼痛や難聴といった身体的因子，抑うつなどの心理的因子，生活習慣病や心血管疾患などの疾患がある[19]．

9.ロコモ，フレイル，サルコペニアの関係

ロコモ・フレイル・サルコペニアは異なる医学的背景をもつそれぞれ異なる概念であるが，重なる部分も多い，それぞれ深く関連する状態である．大規模コホート研究において，ロコモ・フレイル・

サルコペニアの関係を示したベン図を**図13,14**に示す.フレイル,サルコペニア有病者はほとんどロコモ度1該当者に含まれる.また,ロコモ度2該当者も,ロコモ度1ほどではないが,それでもほとんどフレイル・サルコペニア有病者を包括していた.以上より,ロコモはフレイル,サルコペニアに関しても早期に対策する手助けとなる概念であると考えられる.

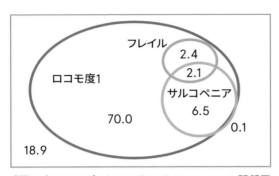

〔図13〕ロコモ度1とフレイル,サルコペニアの関係図

(Yoshimura N, et al：Prevalence and co-existence of locomotive syndrome, sarcopenia, and frailty: the third survey of Research on Osteoarthritis/Osteoporosis Against Disability (ROAD) study. J Bone Miner Metab 37(6)：1058-1066, 2019より引用)

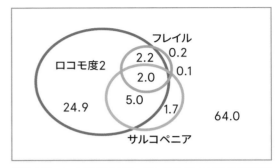

〔図14〕ロコモ度2とフレイル,サルコペニアの関係図

(Yoshimura N, et al：Prevalence and co-existence of locomotive syndrome, sarcopenia, and frailty: the third survey of Research on Osteoarthritis/Osteoporosis Against Disability (ROAD) study. J Bone Miner Metab 37(6)：1058-1066, 2019より引用)

引用・参考文献

1）Yoshimura N, et al：Epidemiology of the locomotive syndrome：The research on osteoarthritis/osteoporosis against disability study 2005-2015. Mod Rheumatol 27(1)：1-7, 2017.
2）吉村典子：ロコモ,フレイルの疫学－地域住民コホートROADスタディより.第93回日本整形外科学術集会シンポジウム50「健康寿命延伸をめざして－ロコモ・フレイルの立場から」.2020年5月.
3）山田恵子ら：健常者一万人データを用いたロコモ度1－3の日本人該当者の推定.第63回日本老年医学会学術集会.2021年6月.
4）Yoshimura N, et al：Prevalence of knee osteoarthritis, lumbar spondylosis, and osteoporosis in Japanese men and women：the research on osteoarthritis/osteoporosis against disability study. J Bone Miner Metab 27(5)：620-628, 2009.
5）骨粗鬆症の予防と治療ガイドライン作成委員会編：骨粗鬆症の予防と治療ガイドライン2015年版.p.4～5,ライフサイエンス出版,2015.
6）Yoshimura N, et al：Epidemiology of Locomotive Organ Disorders and Symptoms：An Estimation Using the Population-Based Cohorts in Japan. Clin Rev Bone Miner Metab 14：68-73, 2016.
7）藤原佐和子：骨粗鬆症の疫学と危険因子.日本内科学会雑誌94(4)：614-618, 2005.
8）Ishimoto Y, et al：Prevalence of symptomatic lumbar spinal stenosis and its association with physical performance in a population-based cohort in Japan：the Wakayama Spine Study. Osteoarthritis Cartilage 20(10)：1103-1108, 2012.
9）石元優々ほか：腰部脊柱管狭窄症の疫学.日本医事新報(4835)：26-29, 2016.
10）日本整形外科学会診療ガイドライン委員会変形性股関節症診療ガイドライン策定委員会編：変形性股関節症診療ガイドライン2016,改訂第2版.p.19～22,南江堂,2016.
11）Iidaka T, et al：Prevalence of radiographic hip osteoarthritis and its association with hip pain in Japanese men and women：the ROAD study. Osteoarthritis Cartilage 24(1)：117-123, 2016.
12）吉村典子：変形性関節症の疫学.Clinical calcium 28(6)：761-766, 2018.
13）サルコペニア診療ガイドライン作成委員会編：サルコペニア診療ガイドライン2017年版,一部改訂.p.12～13,ライフサイエンス出版,2017.
14）Yoshimura N, et al：Is osteoporosis a predictor for future sarcopenia or vice versa? Four-year observations between the second and third ROAD study surveys. Osteoporos Int 28(1)：189-199, 2017.
15）荒井秀典編集主幹：Clinical Question 1　フレイルをどのように診断するか？　フレイル診療ガイド2018年版.ライフサイエンス出版,2018.
16）Fried LP, et al：Frailty in older adults: evidence for a phenotype. J Gerontol A Biol Sci Med Sci 56(3)：M146-M156, 2001.
17）ロコモ チャレンジ！推進協議会：ロコモパンフレット2020年度版.p.4-5, 2020.
18）Kojima G, et al：Prevalence of frailty in Japan：A systematic review and meta-analysis. J Epidemiol 27(8)：347-353, 2017.
19）荒井秀典編集主幹：Clinical Question 4　フレイルの危険因子は？　フレイル診療ガイド2018年版.ライフサイエンス出版,2018.
20）Yoshimura N, et al：Prevalence and co-existence of locomotive syndrome, sarcopenia, and frailty: the third survey of Research on Osteoarthritis/Osteoporosis Against Disability (ROAD) study. J Bone Miner Metab 37(6)：1058-1066, 2019.

第3章 ロコモティブシンドロームを構成する因子

1. ロコモを構成する要因とロコモの仕組み

ロコモの構成概念の説明

　ロコモを構成する要因とロコモの仕組みを示すものが**図1**である．これについて説明する．

　運動器を構成する骨，関節，神経，筋などに高齢者でのcommon disease（よくある疾患）である骨粗鬆症や骨折，変形性関節症，変形性脊椎症，サルコペニア，神経障害を伴う脊柱管狭窄症などの運動器疾患が起こる．

　その結果として，運動器の痛みやしびれ，関節可動域制限，柔軟性低下，姿勢変化，筋力低下や麻痺，バランス能力低下などの運動器の機能低下をきたす．

　また，その痛みや機能低下が運動器疾患をさらに悪化させ，そのことが，別の運動器疾患を起こすことで疾患の連鎖が生じたりする．加えて，複数の運動器疾患により運動器の機能低下が複合的に悪化したりする．

　これらが，図の両矢印に示すように，行きつ戻りつして，移動機能低下（歩行障害）に進展する．

　さらに悪化すると生活活動を制限したり，社会参加を制限したりするようになる．さらに一層状態が悪化すると介護状態にいたる，というものである．

　概念図でサルコペニアと筋力低下を分けて記載しているのは，たとえば変形性膝関節症による大腿四頭筋の筋力低下は局所的であるのでサルコペニアに含まれず，頚椎症性脊髄症による両下肢の筋力低下も神経原性なのでサルコペニアに含まれないからである．

運動器疾患による筋力低下や神経原性の筋力低下≠サルコペニア

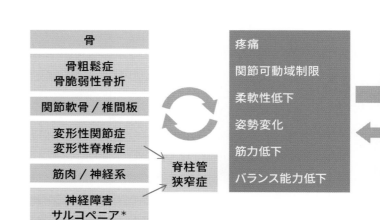

＊運動器疾患による筋力低下や神経原性の筋力低下≠サルコペニアのため青枠の「筋力

〔図1〕ロコモの構成概念

臨床現場でよく経験するロコモの実例

医療現場でよく経験する実例を以下に示す.

- **脊柱管狭窄症**（→p.31～35）①→④
  - ①下肢の筋力低下，バランス能力低下
  - ②転倒して橈骨遠位端骨折
  - ③手すりにつかまれない
  - ④階段が昇れない
- **骨粗鬆症による大腿骨転子部骨折**
  （→p.43～48）①→④
  - ①骨接合術
  - ②下肢の筋力低下が残存，骨粗鬆症未治療
  - ③術後再度転倒して上腕骨近位部骨折
  - ④立ち上がるのに手をつけない
- **変形性股関節症**（→p.23～26）①→④
  - ①人工股関節置換術
  - ②同側の変形性膝関節症の悪化
  - ③歩行困難
  - ④人工膝関節全置換術
- **変形性腰椎症**（→p.31～35）①→④
  - ①後弯変形
  - ②姿勢異常
  - ③変形性股関節症の悪化
  - ④人工股関節全置換術
- **変形性膝関節症**（→p.18～22）①→③
  - **パターン1** ①→③
  - ①人工膝関節全置換術
  - ②大腿四頭筋筋力低下が残存，骨粗鬆症が
    合併
  - ③転倒しインプラント周囲骨折
  - **パターン2** ①→④
  - ①膝関節可動域制限
  - ②膝関節屈曲拘縮
  - ③股関節可動域制限
  - ④姿勢異常
- **脊椎椎体骨折**（→p.58～60）①→⑤
  - ①後弯変形や脊柱の柔軟性低下
  - ②姿勢異常の悪化
  - ③再度転倒して脊椎破裂骨折
  - ④脊柱管狭窄症
  - ⑤麻痺

次項から，これらロコモの要因となる疾患などについて詳細に解説する.

第3章 ロコモティブシンドロームを構成する因子

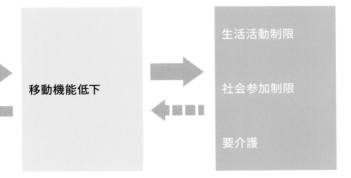

移動機能低下

生活活動制限

社会参加制限

要介護

けています.

2. 変形性膝関節症

病態

変形性膝関節症（膝OA）の有病率は，3,040人（男性1,061人，女性1,979人，平均年齢70.3歳）を対象としたROAD Studyの結果から，X線所見でKellgren-Lawrence（KL）分類grade 2以上をOAありとした場合，男性42.0％，女性61.5％と報告されている[1, 2]．また，40歳以上の膝関節痛の有病率は，男性27.9％，女性35.1％とされており，女性に多い特徴をもつことがわかる〔**図1**〕[3]．

正常な膝関節は表面を軟骨で覆われており滑らかに動くが，膝OAでは軟骨が摩耗し軟骨下骨が露出している〔**図2**〕．加齢や肥満に伴って生じる一次性と，半月板・靱帯損傷，骨折などにより続発した二次性のOAに分類される．日本人の多くはO脚を呈する内側型の膝OAである〔**図3**〕．

> **略語** **膝OA** 変形性膝関節症：knee osteoarthritis

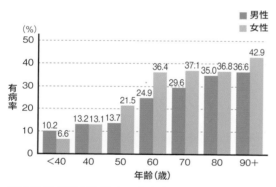

〔**図1**〕変形性膝関節痛の有病率

（Yoshimura N, et al：Prevalence of knee pain, lumbar pain and its coexistence in Japanese men and women：The Longitudinal Cohorts of Motor System Organ（LOCOMO）study. Journal of Bone and Mineral Metabolism 32：524-532, 2014より引用）

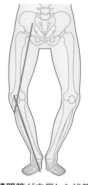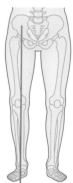

膝関節が内反した状態（アライメント不良）　　アライメント正常

〔**図3**〕内側型の膝OA

（近藤泰児編：整形外科ビジュアルナーシング 改訂第2版，p.436，学研メディカル秀潤社，2020より引用）

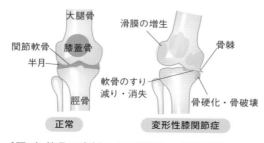

〔**図2**〕軟骨の摩耗により露出した軟骨下骨

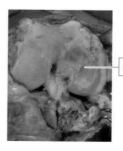

症 状

　主な症状は痛みであり，初期には歩き始めに生じることが多い．内側型の膝OAの患者では内側関節裂隙に疼痛を認めることが多い．進行すると歩行や階段昇降のみならず安静時にも痛みが持続し，膝関節全体に及ぶ場合もある．また，可動域制限や変形，下肢筋力低下による歩行速度の低下など日常生活動作が制限される．

検査・評価

　問診では，現病歴や既往歴，日常生活上で困っていることなどを聴取し，診察所見では，可動域や疼痛の部位，腫脹や関節不安定性の有無などをチェックする〔図4〕．歩容を観察すると，内側型の重度膝OAでは外方への歩行時動揺性（lateral thrust）がみられる〔図5〕．また膝

```
歩行         :支持なし，杖歩行，  mまで可能
階段         :手すりで昇降，下りのみ手すり，支持なく昇降可能
スクワット    :可能，何とか可能，90°以上無理，不能
疼痛         :VAS   mmで関節裂隙(内，外，前，後)面にあり，なし
正座         :可能，不可能
膝くずれ      :なし，運動でまれに・頻繁に，日常生活でまれに・頻繁に，常時
ひっかかり感   :なし，時々，頻繁に，ロッキングあり  O脚：   横指
膝蓋跳動      :なし，運動で，動くといつも，常にあり
可動域       :右      ，左      ，伸展制限：      ，伸展時の疼痛：
大腿周径     :右   cm，左   cm，大腿四頭筋徒手筋力テスト：右      ，左
McMurray Test:内側半月板；   クリック，疼痛      ，外側半月板；   クリック，疼痛
不安定性     :Lachman    ，ADS    ，Pivot shift，PDS    ，後方落ち込み
            内反不安定性       ，外反不安定性       ，膝蓋骨不安感
```

〔図4〕チェックシートを用いた膝診察

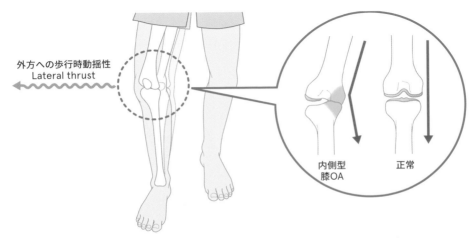

外方への歩行時動揺性
Lateral thrust

内側型
膝OA　　　正常

〔図5〕内側型の重度膝OAにおける外方への歩行時動揺性（Lateral thrust）

OAを有する患者は，全身のOAを認める場合が多いため，Heberden結節（DIP関節のOA）を含めて他関節もチェックする必要がある．

検査としては，単純X線をはじめ，超音波，CT，MRIなどがあげられる．単純X線では，Kellgren-Lawrence grade（KL grade）を使用して重症度を分類することが多い〔図6〕[4]．また非荷重のみならず荷重位撮影や，下肢全長正面像で変形を評価する〔図7〕．動的評価法としては歩行解析がよく知られており，重症度・進行度の指標として膝内反モーメントが使用されることがある．またlateral thrustを定量化するために加速度センサーを使用することもある[5]．

略語		
DIP関節	遠位指節間関節：	distal inter phalangeal joint
CT	コンピュータ断層撮影法：	computed tomography
MRI	磁気共鳴画像法：	magnetic resonance imaging

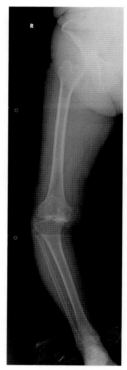

〔図7〕O脚を呈する内反変形
（右下肢荷重位全長X線写真）

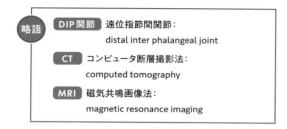

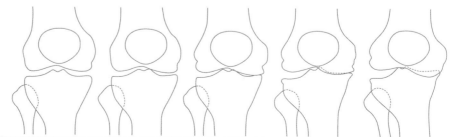

KL Grade	Grade0	Grade I	Grade II	GradeIII	GradeIV
関節裂隙	正常	広い			狭い
骨棘	なし	少ない			多い
骨硬化	なし	少ない			多い

変形性膝関節症

〔図6〕単純X線を基にしたKellgren-Lawrence gradeによる分類

診 断

一般に，診断は症状と画像所見を組み合わせて行われる．

1986年に米国リウマチ学会（ACR）は，膝の疼痛およびX線上骨棘形成（KL grade でⅡ以上）があり，以下の3つのうち1つを満たすものとしている[6]．

> ①50歳以上である
> ②30分以下の朝のこわばりがある
> ③動きに伴う軋音がある

また近年，早期膝OAが注目されており，その診断基準が示された〔表1〕[7, 8]．

自覚症状には，膝外傷および変形性膝関節症転帰スコア（KOOS）を使用し基準が明確化されている〔表2〕[9]．

 略語 **ACR** 米国リウマチ学会：
American College of Rheumatology

KOOS 膝外傷および変形性膝関節症転帰スコア：
Knee Injury and Osteoarthritis Outcome Score

〔表1〕早期膝OA の診断基準

1. KOOS：4つの中で2つ以上陽性（85％以下）
1）痛み（9項目） 2）ここ1週間の膝の症状とこわばり（7項目） 3）ここ1週間の日常動作の困難さ 　　（Short version：7項目） 4）膝に関連した生活の質（4項目）
2. 臨床所見（1つ以上）
1）関節裂隙の圧痛 2）軋音
3. 単純X線所見
荷重でのKL grade：0-1

（Luyten FP, et al：Toward classification criteria for early osteoarthritis of the knee. Semin Arthritis Rheum 47：457-463, 2018を参考に作成）

〔表2〕KOOS の質問項目

痛み

1. 膝の痛みの頻度はどのくらいですか？
   ここ1週間に，以下の動作をした時にどの程度の膝の痛みがありましたか？
2. 膝をひねったり回したりする時
3. 膝を完全に伸ばす時
4. 膝を完全に曲げる時
5. 平らな場所を歩く時
6. 階段を上り下りする時
7. 夜，寝ている時
8. 座っている時や，横になっている時
9. まっすぐ立っている時

ここ1週間の膝の症状とこわばり

1. 膝に腫れ（はれ）がありますか？
2. 膝を動かしたとき，軋み（きしみ）を感じたり，ひっかかる音が聞こえたり，その他の雑音が聞こえたりしますか？
3. 動いている最中に膝が引っかかったり，動かなくなったりしますか？
4. 膝を完全に伸ばすことができますか？
5. 膝を完全に曲げることができますか？
6. 朝起きた時にどの程度の膝のこわばりがありますか？
7. 午後や夕方，座ったり，横になったり，休んだ後にどの程度の膝のこわばりがありますか？

ここ1週間の日常生活の困難さ

1. ベッドから起き上がる時
2. 靴下やストッキングを脱ぐ時
3. 座った状態から立ち上がる時
4. 身をかがめて，床に落ちたものを拾う時
5. 悪い方の膝をひねったり，回したりする時
6. ひざまずく時
7. しゃがむ時

生活の質

1. どのくらいの頻度で自分の膝の問題を自覚しますか？
2. 膝によくない行動を避けるために，生活様式を変えましたか？
3. 膝に自信を持てないことで，どの程度困っていますか？
4. 全体的に，どのくらい膝について困難を感じますか？

（Nakamura N, et al：Cross-cultural adaptation and validation of the Japanese Knee Injury and Osteoarthritis Outcome Score (KOOS). J Orthop Sci 16：516-523, 2011より引用）

治 療

　膝OAの治療は保存治療と手術治療の2つに大別される.

　まずは保存治療が原則であり,減量,大腿四頭筋訓練,足底板および膝装具の処方,杖,ヒアルロン酸注射などが挙げられる.痛みを減らしOAの進行を予防するためには,膝内反モーメントを減らすことが重要である.OAのGradeが進むにつれて機能障害が強くなるため,保存治療に抵抗性となる〔図8〕.

　手術治療としては,重症度や症状に応じて鏡視下手術,膝周囲骨切り術,人工関節置換術を選択する.

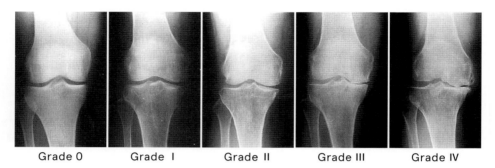

Grade 0　　Grade I　　Grade II　　Grade III　　Grade IV

関節破壊の進行度

保存治療への反応性

主な治療法
　減量,足底板,膝装具
　下肢筋力強化,注射など

　鏡視下手術,膝周囲骨切り術

　人工関節置換術

〔図8〕KL Grade に基づく治療方針

引用・参考文献

1 ） Yoshimura N, et al：Prevalence of knee osteoarthritis, lumbar spondylosis, and osteoporosis in Japanese men and women：the research on osteoarthritis/osteoporosis against disability study. Journal of Bone and Mineral Metabolism 27：620-628, 2009.

2 ） Muraki S, et al：Prevalence of radiographic knee osteoarthritis and its association with knee pain in the elderly of Japanese population-based cohorts：the ROAD study. Osteoarthritis Cartilage 17：1137-1143, 2009.

3 ） Yoshimura N, et al：Prevalence of knee pain, lumbar pain and its coexistence in Japanese men and women: The Longitudinal Cohorts of Motor System Organ (LOCOMO) study. Journal of Bone and Mineral Metabolism 32：524-532, 2014.

4 ） Kellgren JH, et al：Radiological assessment of osteo-arthrosis. Ann Rheum Dis 16：494-502, 1957.

5 ） Iwama Y, et al：Estimation of the External Knee Adduction Moment during Gait Using an Inertial Measurement Unit in Patients with Knee Osteoarthritis. Sensors 21：1418, 2021.

6 ） Altman R, et al：Development of criteria for the classification and reporting of osteoarthritis. Classification of osteoarthritis of the knee. Diagnostic and Therapeutic Criteria Committee of the American Rheumatism Association. Arthritis Rheum 29：1039-1049, 1986.

7 ） Luyten FP, et al：Toward classification criteria for early osteoarthritis of the knee. Semin Arthritis Rheum 47：457-463, 2018.

8 ） Madry H, et al：Early osteoarthritis of the knee. Knee Surg Sports Traumatol Arthrosc 24：1753-1762, 2016.

9 ） Nakamura N, et al：Cross-cultural adaptation and validation of the Japanese Knee Injury and Osteoarthritis Outcome Score (KOOS). J Orthop Sci 16：516-523, 2011.

第3章 ロコモティブシンドロームを構成する因子

3. 変形性股関節症

変形性股関節症とロコモ

変形性股関節症は変形性膝関節症，変形性足関節症とともに移動機能障害を呈する下肢の関節症である．臨床症状は主に疼痛，跛行，関節可動域障害であり，ロコモを構成する疾患である[1]．

病態

変形性股関節症は「股関節に対する力学的あるいは生物学的な原因によって関節軟骨の変性が惹起され，引き続き関節周囲の骨変化および二次性の滑膜炎を生じて股関節の変形が徐々に進行するに伴い，疼痛，圧痛，可動域制限，関節水腫などの症状を生じる非炎症性疾患」[2]と定義され，関節症性変化の原因が明らかでない一次性と原因が特定できる二次性に分類できる．

従来から，わが国においては寛骨臼形成不全に伴う亜脱臼性股関節症が大半を占めていると考えられている〔図1〕．欧米では一次性股関節症が多いと考えられてきたが，大腿骨寛骨臼インピンジメント（FAI）が股関節症性変化の原因の一つであることが報告されてきた．従来の一次性股関節症の中にFAIが原因の症例があると考えられている．

略語 **FAI** 大腿骨寛骨臼インピンジメント：femoroacetrabular impingement

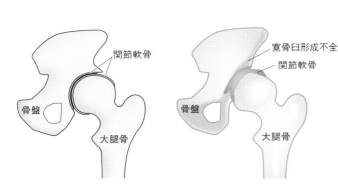

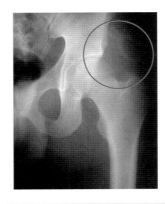

| 正常 | 寛骨臼形成不全 | 寛骨臼形成不全の股関節単純X線像 |

〔図1〕寛骨臼形成不全
寛骨臼の骨頭への被覆が浅く，寛骨臼形成不全を呈している．

第3章 ロコモティブシンドロームを構成する因子

症状

変形性股関節症の最も一般的な症状は鼠径部痛である．しかし鼠径部以外に痛みが出ることも知られており，殿部，大腿部や，下肢痛を訴える場合もある．股関節可動域障害では靴下の着脱や足の爪が切りづらくなるといった日常生活動作の障害が見られる．また脚長差や股関節拘縮による歩容異常を認めることがある．

検査・評価

身体所見で全身の姿勢異常や，歩容異常を観察する．股関節外転筋不全によるトレンデレンブルグ徴候〔図2〕[3]は有名である．

局所の視診・触診では罹病期間が長期間にわたる場合，殿部や大腿部の筋萎縮が認められることがある．幼少期の手術歴や外傷歴がある場合には手術創が観察される．スカルパ三角〔図3〕の圧痛は股関節疾患を疑う有力な所見である．変形性股関節症のほか，大腿骨近位部骨折でも陽性になる．高齢者の骨折では恥骨骨折も多い．注意深く圧痛を観察すると，大腿骨近位部骨折と恥骨骨折では圧痛部位が異なり，鑑別の一助になる．

股関節の疼痛誘発テストではパトリックテスト〔図4〕[4]がある．股関節を屈曲，外転，外旋して痛みが誘発されるか確認する．パトリックテストで鼠径部に痛みが誘発される場合，股関節由来の痛みである場合が多い．

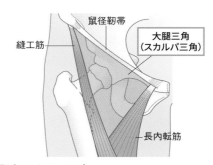

〔図3〕スカルパ三角

鼠径靭帯，縫工筋，長内転筋からなる三角で，大腿骨頭が位置する．

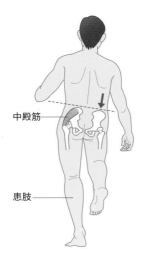

〔図2〕トレンデレンブルグ徴候

股関節患側で立位を取らせたときに中殿筋機能不全により遊脚側が患側より下がる現象．

（落合慈之監，下出真法編：整形外科疾患ビジュアルブック 改訂第2版，p.408，学研メディカル秀潤社，2018より引用）

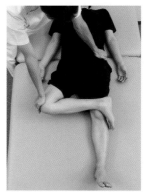

〔図4〕パトリックテスト

股関節を屈曲，外転外旋させて鼠径部の疼痛を観察する．

（落合慈之監，稲川利光編：リハビリテーションビジュアルブック 改訂第2版，p.129，学研メディカル秀潤社，2016より引用）

診 断

世界的にコンセンサスが得られている変形性股関節症の明確な診断基準は存在していないが、X線学的病期分類や関節裂隙幅、米国リウマチ学会の基準が主に使用されている[5]。

1.臨床評価基準

変形性股関節症の臨床評価基準は、これまでにさまざまなものが考案され使用されている。わが国においては日本整形外科学会股関節機能判定基準（JOAヒップスコア）[6]が広く使用されている。疼痛、可動域、歩行能力、日常生活動作の4項目を医療従事者が記入する形式である。

近年では患者記入式尺度である、日本整形外科学会股関節疾患評価質問票[7]が開発された。質問項目は痛み、動作、メンタルの3因子で構成されている。日本人の生活動作に関連した項目が含まれている。また患者のメンタル面を評価できるといった特徴がある。

2.画像診断

股関節X線では関節裂隙の狭小化、骨棘形成、寛骨臼底部の骨増殖、骨頭、寛骨臼荷重部の骨硬化や骨嚢胞像は特徴的な所見である〔図5〕。股関節のMRI撮影は関節唇損傷や関節軟骨の早期病変の描出が可能である。

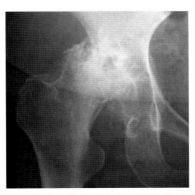
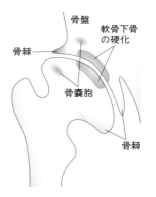

〔図5〕変形性股関節症X線像所見
骨頭は扁平化し関節裂隙の狭小化が見られる。
骨硬化と骨嚢胞、寛骨臼底の二重像が見られる。

治 療

1.保存療法

変形性股関節症に対する患者指導や運動療法の効果に関しては短中期の疼痛緩和、機能改善効果が期待できる。

マニュアルセラピーではマニピュレーションとストレッチングが中心になる。短期的な機能改善が期待されるが、長期的な病期進行予防に関しては不明である。

非ステロイド性消炎鎮痛薬やアセトアミノフェンは短期的な疼痛緩和に有用である。これら薬剤はそれぞれ薬剤使用に伴う有害事象発生の可能性があるため、適切な投与が必要である。

2．手術療法

変形性股関節症の手術療法は，関節温存手術と人工股関節全置換術（THA）に大別される．

1）関節温存手術

青・壮年期の前股関節症・初期変形性股関節症に対して関節温存術は症状を緩和し関節症の病期進行を予防する効果がある．『変形性股関節症診療ガイドライン2016』では寛骨臼回転骨切り術，寛骨臼移動術や，キアリ骨切り術，臼蓋形成術が取り上げられている[8]．青・壮年期の進行した股関節症に関しては症状緩和に効果があり，まず考慮すべき術式である．しかし，病期が進行している症例ほど術後の成績は低下し，のちにTHAに移行する症例が増えてくる．

中年期以降の前股関節症・初期股関節症に対して関節温存術は症状緩和と病期進行予防の効果がある．しかし，青・壮年期に比べると術後に病期が進行しやすい．そのため，関節温存術の適応には待機的なTHAという選択肢を念頭において治療計画を建てる必要がある．

中年期以降の進行期・末期股関節症に対しては症状緩和に効果がある．しかし，その成績は青・壮年期や前・初期股関節症に比べて術後成績は劣ることがわかっている．そのため，THAの適応を視野に入れて治療方針を決定する必要がある．

2）人工股関節全置換術（THA）

THAは歩行能力・スポーツ活動・心肺機能・満足度などのQOL向上に有用な手術である〔図6〕．使用するインプラントはセメント，セメント非使用ともに長期にわたり有用である．

青・壮年期のTHAは近年の成績では長期生存率が改善しており有用な手術といえる．ただし，関節温存術の適応も考えられるため股関節の病態や患者の希望を考慮して術式を検討する必要がある．

略語		
THA	人工股関節全置換術：total hip arthroplasty
QOL	生活の質：quality of life

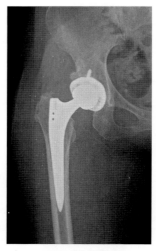

〔図6〕人工股関節全置換術（THA）
セメント非使用THAである．

引用・参考文献

1） ロコモティブシンドローム診療ガイド策定委員会編：第4章 ロコモの原因疾患及び関連疾患，〔CQ〕変形性股関節症とロコモの関連は？，ロコモティブシンドローム診療ガイド．p.67，文光堂，2021．
2） 久保俊一編著：VI編，I章 変形性股関節症，A．疾患概念と定義，股関節学．p.572，金芳堂，2014．
3） 落合慈之監，下出真法編：整形外科疾患ビジュアルブック 改訂第2版．p.408，学研メディカル秀潤社，2018．
4） 落合慈之監，稲川利光編：リハビリテーションビジュアルブック 改訂第2版．p.129，学研メディカル秀潤社，2016．
5） 日本整形外科学会診療ガイドライン委員会，変形性股関節症診療ガイドライン策定委員会編：変形性股関節症診療ガイドライン2016 改訂第2版．p.56，南江堂，2016．
6） 井村慎一：日本整形外科学会股関節機能判定基準．日整会誌 69：860-867，1995．
7） Matsumoto T, et al：Japanese Orthopaedic Association Hip Disease Evaluation Questionnaire（JHEQ）：a patient-based evaluation tool for hip-joint disease The Subcommittee on Hip Disease Evaluation of the Clinical Outcome Committee of the Japanese Association. J Ortop Sci 17：25-38，2012．
8） 日本整形外科学会診療ガイドライン委員会，変形性股関節症診療ガイドライン策定委員会編：変形性股関節症診療ガイドライン2016 改訂第2版．p.127，南江堂，2016．

4. 頚椎症性脊髄症

病 態

　脊髄は脳からつながって伸びる中枢神経であり，頚椎の骨の中（脊柱管）を通り，神経根としてもしくは腰のほうへ向かい，末梢神経となる．頚椎の加齢性の変化による骨棘，椎間板の突出，靭帯の肥厚などで脊柱管が狭くなり，脊髄が圧迫を受けることによって手足がしびれたり，動きが悪くなることを頚椎症性脊髄症という〔図1〕．

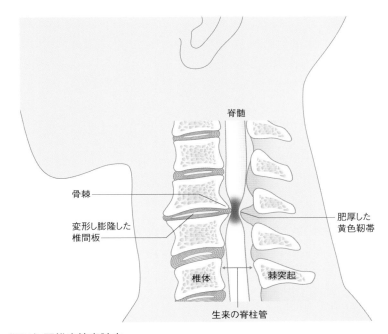

〔図1〕頚椎症性脊髄症

症 状

　手足がしびれたり，手足の動きが悪くなったりするが，脳梗塞との違いは半身だけの麻痺を起こすことはまれであり，両側に症状が出ることが多いことである．重症になると首を後ろに反らすだけでも手足のしびれが強くなる場合がある．その他の特徴的な症状として，以下のものがある〔図2〕．

1.手指巧緻性の低下

　箸を使ったり，ボタンをかけたり，ペットボトルのふたを開けるような手指の筋肉の協調運動が障害される．

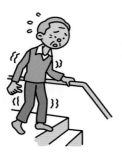
足が震えて歩きづらく
よくつまずいてしまう

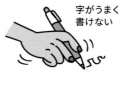
字がうまく
書けない

箸が使いづらい

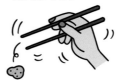

上手くボタンを
掛けられない
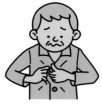

足がつっぱった感じがして
階段を降りるときに転びそう

〔図2〕頚椎症性脊髄症の症状

2.歩行障害

　下肢の関節のしなやかさが失われ, 足がつっぱった感じの歩き方 (痙性歩行) となる. 足が上がらず, つまずきやすくなったり, 階段の昇降が困難になったりし, 平地でもふらつくようになると杖が必要になる.

　頚椎症性脊髄症による歩行障害は, ロコモティブシンドロームの検査である立ち上がりテスト, 2ステップテストの両方の検査結果に影響を与える.

3.排尿排便障害

　重症になると, 尿漏れや頻尿, 残尿を呈する排尿障害や, 便秘などの排便障害を起こすこともある.

検査・評価

　問診でいつから, どのような症状が, どのような経過で起こっているのかを確認し, 痛み, しびれの部位, 既往歴, 治療中の病気, 現在の日常生活動作の状況なども確認する. また, 患者の姿勢や歩き方を観察したり毛筆, 針やルーレット, 音叉を用いた感覚, 振動覚の検査を行う. また, ゴム製のハンマーで腱を叩くことにより瞬間的に筋肉が収縮する現象 (腱反射) をみる. 脊髄に障害がある場合には, 強い反射が起き, 頚椎症性脊髄症ではホフマン反射 〔図3〕, トレムナー反射が惹起される場合がある.

　筋力は, 徒手筋力テストとして抵抗を加えながら患者に力を入れてもらうことを行い, 握力計で握力を測定する. 筋肉の協調運動の障害に対して手指をすばやくグーパー (開閉) させる10秒テストや, 指離れ徴候, 継ぎ足歩行をしてもらい歩行障害, 痙性歩行の有無を確認する.

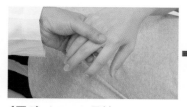

中指の付け根を手背側から包むようにもち, 爪を下方に向かってはじくと, 母指が内側へ屈曲する. 一側にのみ出現する場合は病的であり, 錐体路障害が疑われる.

〔図3〕ホフマン反射
（落合慈之監：整形外科疾患ビジュアルブック 第2版. p.55, 学研メディカル秀潤社, 2018）

画像検査

単純X線写真では，脊柱管の前後径の測定，頚椎の変形，すべり，椎間板の高さ，骨棘の有無，靭帯の骨化などをみる．

MRIは脊髄の圧迫変形や椎間板の状態をみることができ，頚椎症性脊髄症の診断には欠かせない画像検査である．頚椎を横からみた像（sagittal像）や，横断した像（axial像）などあらゆる方向，高位から脊髄の状況をみることができるので責任病変を検索するのにも有用である．頚椎症性脊髄症では脊髄が圧迫され，正常であれば楕円の形をしているところが扁平に変形する〔図4〕．ただし，脊髄の圧迫があればそれが必ず症状を起こすわけではない．MRIだけでは頚椎症性脊髄症と診断できないこともあり，理学所見，CTなどを併用して診断する必要がある．

頚椎症性脊髄症の評価はJOA scoreもしくはJOACMEQが広く使用され，そのほかとしてはNeck Disability Index（NDI）などでも重症度を判定する．

略語	
JOACMEQ	日本整形外科学会頚部脊髄症評価質問票：Japanese Orthopaedic Association Cervical Myelopathy Evaluation Questionnaire
NDI	頚椎障害指数：Neck Disability Index

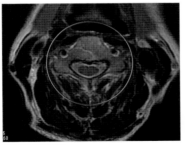

脊髄の圧迫なし

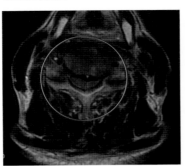

脊髄の圧迫あり

〔図4〕頚椎MRI
左：axial像，右：sagittal像

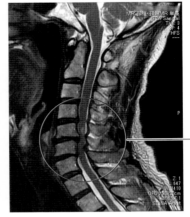

脊髄圧迫部位

第3章 ロコモティブシンドロームを構成する因子

診 断

頚椎症性脊髄症と同様に，頚髄が外から圧迫を受けることによって手足のしびれや筋力低下を呈するものには頚椎椎間板ヘルニアや頚椎後縦靭帯骨化症，頚椎症性神経根症などがある．

頚椎椎間板ヘルニアは椎間板が変性することで，脊柱管内に突出することにより発症し，症状は頚椎症性脊髄症と同じであることが多く，MRIなどによる鑑別を要する．

頚椎後縦靭帯骨化症は脊柱管内にある後縦靭帯が肥厚，骨化することによって起き，徐々に症状が進行する．症状は頚椎症性脊髄症と同じであることが多く，X線写真，CTなどの画像診断での鑑別となる．

頚椎症性神経根症は脊髄から出た神経根が椎間孔で圧迫を受けることによって起こり，頚椎すべり，椎間板ヘルニア，骨棘などが原因となり，症状は片側性である．

また，整形外科で取り扱う疾患ではないが，初期の筋萎縮性側索硬化症（ALS）による手足の筋力低下，多発性硬化症の感覚障害，運動障害，パーキンソン病の歩行障害なども同様の症状を呈することがあり，鑑別が必要である．とくに高齢者では脳梗塞，脳出血などの脳の病気との見きわめも必要となり，それには急性発症であるか，半身の症状であるかどうかなどに気を付けて診察する．

> **略語** **ALS** 筋萎縮性側索硬化症：
> amyotrophic lateral sclerosis

治 療

頚椎症性脊髄症の治療は手術をしない保存療法と，手術療法に大きく分けられるが，保存療法がこの病気に明確な効果があるというエビデンスはない．

保存療法には投薬，リハビリ（牽引などの物理療法，歩行訓練などの理学療法，手指の動きの訓練などを行う作業療法）などがある．

手術療法としては，頚椎に到達するには2通りの方法があり，首の後ろから行う後方法（頚椎椎弓形成術など）や，喉がある首の前から行う前方法（前方除圧固定術など）がある．大まかには脊柱管自体が狭い，多椎間の狭窄，前方からの椎間板や骨棘の突出が大きくない，大きな後弯がない場合は後方法を選択することが多い．一方，元の脊柱管自体は狭くなく，1椎間，2椎間が症状の原因となっている椎間板ヘルニアもしくは椎間板ヘルニア＋骨棘が症状の原因の場合は前方法を用いることが多い．

引用・参考文献
1） 日本整形外科学会，日本脊椎脊髄病学会監：頚椎症性脊髄症診療ガイドライン2020 改訂第3版．南江堂，2020．

5. 腰部脊柱管狭窄症

病態

腰椎部の脊柱管あるいは椎間孔の狭小化により，神経組織の障害あるいは血流の障害が生じ，症状を呈するものをいう．腰部脊柱管狭窄症にはさまざまな疾患が混在しており，1つの疾患単位とするよりも，種々の腰椎疾患にみられる1つの病態ととらえるべきである．

この病態の分類には，国際分類[1]を改変した蓮江の分類[2]がわかりやすい〔**表1**〕．最も頻度が高いのが退行変性，すなわち脊椎症によるものである．椎間関節や椎弓の増殖肥厚，黄色靱帯の肥厚や椎間板膨隆により圧迫が生じる〔**図1**〕．

〔表1〕腰部脊柱管狭窄症の病因（疾患）別分類

I. 先天性/発育性　congenital/developmental
A. 特発性　idiopathic B. 軟骨形成不全症性　achondroplastic
II. 後天性　acquired
A. 変性性　degenerative 　　1.脊椎症性　spondylotic 　　2.変性すべり症性　degenerative spondylolisthetic 　　3.変性側弯症性　degenerative scoliotic 　　4.骨増殖性　hyperostotic B. 合併症　combined C. 分離・すべり症性　spondylolytic spondylolisthetic D. 外傷後性　post-traumatic E. 術後性　postoperative 　　1.固定術後性　post-fusion 　　2.椎弓切除術後性　post-laminectomy 　　3.椎間板切除術後性　post-discectomy F. その他　miscellaneous

（蓮江光男：腰部脊柱管狭窄症の分類と臨床像．MB Orthop 4: 2, 1988より引用・一部改変）

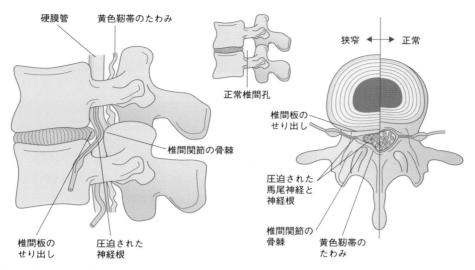

〔図1〕腰部脊柱管狭窄症による神経圧迫

（下出真法：改訂新版 中高年の坐骨神経痛. p.17, 保健同人社, 2007より引用）

症 状

下肢・殿部・会陰部のしびれを初めとする異常知覚，痛み，脱力感，筋力低下，尿意切迫・尿失禁・便失禁などの膀胱直腸障害などがあり，これらの症状は，姿勢・体位・歩行によって変化する．下肢症状が歩行により発生あるいは増悪し，短い休息で回復する場合は神経性間欠跛行と呼び，本症に典型的とされる．

腰部を後屈すると，前方からは椎間板，後方からは黄色靭帯の脊柱管内への膨隆が増大し，硬膜間の圧迫が増大するが，前屈すると逆に圧迫は減少する．このため，多くの患者の症状は，後屈により前弯が増強する立位や歩行，仰臥位で悪化し，前屈によりやや後弯になる坐位や側臥位で改善する〔図2〕．

神経性間欠跛行は馬尾型，神経根型，混合型に分類される[3]〔表2〕．

1）馬尾型

馬尾型は，脊柱管中央部での狭窄により馬尾神経が圧迫され，肛門周囲や会陰部の灼熱感を含む下肢のしびれが主訴となる．重症例では膀胱直腸障害が出現する．

2）神経根型

神経根型は，膨隆した椎間板や外側陥凹部での狭窄により神経根が圧迫され，殿部を含む下肢痛が主訴となる．

3）混合型

混合型は，脊柱管中央部での馬尾の圧迫と外側陥凹部や椎間孔部・椎間孔外での神経根の圧迫により，下肢しびれ・膀胱直腸障害と下肢痛の両者が生じる．

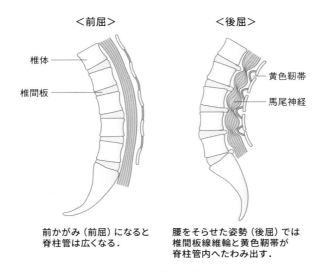

<前屈>

椎体
椎間板

<後屈>

黄色靭帯
馬尾神経

前かがみ（前屈）になると
脊柱管は広くなる.

腰をそらせた姿勢（後屈）では
椎間板線維輪と黄色靭帯が
脊柱管内へたわみ出す.

〔図2〕腰椎の前・後屈に伴う脊柱管形態の変化

（下出真法：改訂新版 中高年の坐骨神経痛. p.19, 保健同人社, 2007より引用）

〔表2〕神経性間欠跛行の機能的分類

神経障害形式		自覚症状	他覚症状
馬尾型		下肢・殿部・会陰部の異常感覚	多根性障害
神経根型 両側　　片側		下肢・殿部の疼痛	単根性障害
混合型 馬尾＋両側神経根　　馬尾＋片側神経根		馬尾型＋神経根型	多根性障害

（「菊地臣一, 蓮江光男：神経根ブロックからみた腰部脊柱管狭窄症の病態. 整形外科 39(3): p.408, 1988」より許諾を得て転載）

1）理学所見

　特徴的な理学所見は少なく，Kemp徴候（立位で腰部を後屈・側屈させたときに，側屈した側の下肢に痛みが誘発される）は約6割程度に陽性であるが，神経伸展テストは陰性であることが多い．種々の程度の感覚障害・運動障害・膀胱直腸障害がみられる．また，神経の圧迫部位に応じて深部腱反射が低下する．

　動脈閉塞症との鑑別のため，足背動脈あるいは後脛骨動脈の拍動を確認することが重要である．

2）単純X線

　感染・腫瘍・骨折の除外診断に有用である．前後像では，椎間関節の形態や側弯，椎体の側方すべりの有無を観察する．側面像では，すべりの有無と程度，動態撮影による不安定性を観察する．

3）MRI

　診断の確定に最も有用である．T2強調像では脳脊髄液が高信号を呈するため，狭窄の程度を把握しやすい〔図3〕．一方，T1強調像は，解剖構造の描出に優れており，また椎間孔部の狭窄の確認にも有用である．

4）CT

　脊柱管の形態を知るのに有用である．椎間関節の変性肥厚や適合性の程度，骨化病変の有無を把握することができる．

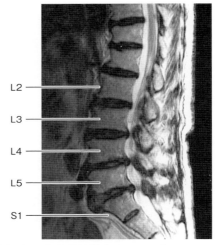

L2
L3
L4
L5
S1

〔図3〕腰部脊柱管狭窄症のMRI像

第2腰椎から仙骨まで分節状に馬尾神経が圧迫されている（T2強調像）

（落合慈之監，下出真法編：整形外科疾患ビジュアルブック　改訂第2版．p.324，学研メディカル秀潤社，2018より引用）

5）脊髄造影

　動的狭窄の判定ができることが利点である．また，脊髄造影後のCT撮影により，神経根の圧迫の部位や程度を詳細に把握することができる．

6）神経根造影・ブロック

　神経根の造影により，神経根の横走・狭窄・途絶像が観察できる．また，局所麻酔薬を使用したブロックにより，症状が劇的に軽快すれば，責任神経根と判断できる．

　腰部脊柱管狭窄症の診断には，自覚症状の聴取を主とする問診が重要である．姿勢・体位・歩行によって変化する下肢症状を確認し，その症状とX線・MRIなどの画像所見が合致すれば，診断は確定する．

治 療

1.保存的治療

　画像で高度の狭窄所見があっても，自然寛解する例もあり，まずは保存的治療を行うのが原則である．

　生活指導（腰部の後屈を避ける，自転車を活用する，杖や手押し車を使用する），コルセット，理学療法（体幹筋力強化），薬物治療（プロスタグランジン製剤・NSAIDs），神経ブロック治療（硬膜外ブロック・神経根ブロック）などがある．無症候性の神経圧迫状態にすることが保存的治療の目標である．

> **略語** **NSAIDs** 非ステロイド性抗炎症薬：
> non-steroidal anti-inflammatory drugs

2.手術的治療

　保存的治療に抵抗し，神経性間欠跛行などの症状が患者の日常生活に支障をきたし，QOLを低下させる場合には，手術的治療が選択される．また，安静時の異常感覚は，不可逆的な馬尾神経症状と考えられており，膀胱直腸障害や進行性の筋力低下と同様，手術を考慮すべき症状である．

　手術的治療の主たる目的は十分な神経の除圧であり，椎弓切除による後方除圧術が基本である．それに加えて，不安定性や椎間孔狭窄・高度の変形があれば，固定術を併用することもある．後方経路腰椎椎体間固定術（PLIF），経椎間孔的腰椎椎体間固定術（TLIF），後側方腰椎固定術（PLF）などが行われ，各種instrumentationを併用する．また最近では，後方からの直接除圧を行わず，側方から椎間板腔に大きなケージを挿入し，椎体間を広げた状態で固定することによって，間接的に脊柱管を拡大する新しい術式，側方経路腰椎椎体間固定術（LIF）も盛んに行われるようになっている．

> **略語** **QOL** 生活の質：quality of life
> **PLIF** 後方経路腰椎椎体間固定術：
> posterior lumbar interbody fusion
> **TLIF** 経椎間孔的腰椎椎体間固定術：
> transforaminal lumbar interbody fusion
> **PLF** 後側方腰椎固定術：
> posterolateral lumbar fusion
> **LIF** 側方経路腰椎椎体間固定術：
> lateral lumbar interbody fusion

引用・参考文献

1 ） Arnoldi CC et al: Lumbar spinal stenosis and nerve root entrapment syndromes. Clin Orthop 115: 4-5, 1976.
2 ） 蓮江光男：腰部脊柱管狭窄症の分類と臨床像．MB Orthop 4: 1-4, 1988.
3 ） 菊地臣一ほか：神経根ブロックからみた腰部脊柱管狭窄症の病態．整形外科 39: 407-413, 1988.
4 ） 下出真法：改訂新版 中高年の坐骨神経痛．保健同人社，2007.
5 ） 落合慈之監，下出真法編：整形外科疾患ビジュアルブック改訂第2版．学研メディカル秀潤社，p.321-324, 2018.

第**3**章 ロコモティブシンドロームを構成する因子

6. 成人脊柱変形

病 態

　成人脊柱変形（ASD）は，社会の高齢化が進んだわが国において，非常に重要な疾患の1つとなっている．

　成人脊柱変形は，大きく，①変性側弯症と②矢状面グローバルアライメント異常を主病態とするFSIに分類される．

1.変性側弯症

　変性側弯症〔コブ（Cobb）角＞10度〕は中高年の脊椎疾患として一般的であるが，発生病態や自然経過から，成人発症のde novo変性側弯症と，若年発症の側弯症に変性が加わった二次性変性側弯症に分類される〔表1〕．

　de novo変性側弯症は，椎間板変性を基本病態として，腰椎あるいは胸腰椎移行部に中年期以降に発生する一次性カーブであり，椎間板の非対称性変性が椎骨の冠状面での変位をもたらし，側弯変形を呈することを特徴とする．

　一方，二次性変性側弯症は，特発性側弯症やその他の小児期に発症した側弯症に変性が加わったものである．小児期から長期間存在した脊柱変形のため，柔軟性に乏しく，変形進行は緩徐である．de novo変性側弯症がおおむね50～60歳以降に発生するのに対し，二次性変性側弯症は比較的若年の40歳前後から症候性となる．

2.矢状面グローバルアライメント異常

　成人脊柱変形患者のQOLを低下させる因子として，矢状面グローバルアライメント異常が極めて重要であることが近年の研究で明らかとなっている．脊柱後弯をきたす原因として，日本では竹光が2009年に16の原因別分類を報告している[1]〔表2〕．欧米では，腰椎の前弯減少や後弯，あるいは胸椎の過後弯がもたらすグローバルアライメント異常により，恒常的に矢状面グローバルバランスの破綻をきたしている疾患群の総称として，FSIという用語が広く用いられている．FSIは，変

略語		
ASD	成人脊柱変形：adult spinal deformity	
FSI	固定矢状面バランス不良： fixed sagittal imbalance	
QOL	生活の質：quality of life	

〔表1〕de novo変性側弯症と二次性変性側弯症の特徴

	de novo変性側弯症	二次性変性側弯症
病態	椎間板原性カーブ	小児期側弯症+変性
カーブタイプ	胸腰椎・腰椎カーブ	全カーブパターン（胸椎カーブあり）
発症年齢	50代～	40代～
進行	急速	緩徐
柔軟性	柔軟	強固

（「種市　洋：病因による分類，成人脊柱変形治療の最前線（日本側彎症学会編集，種市　洋，松本守雄責任編集），p.14, 2017, 南江堂」より許諾を得て転載）

〔表2〕後弯の原因別分類

1）姿勢性・機能性後弯 姿勢制御機能と筋発達不全による後弯 心因性と精神疾患に伴う後弯 （psychogenic camptocormia） その他	**8）脊椎術後性後弯** 椎弓切除術後 椎体椎間板手術後 広範固定術後隣接部後弯
2）先天性後弯 1型奇形：椎体形成障害 2型奇形：分節障害 3型奇形：混合型 上位頚椎奇形 Klippel-Feil症候群 myelomeningoceleに伴う後弯	**9）放射線照射後後弯症** **10）感染性破壊による後弯** 結核性脊椎炎 非特異的脊椎炎，その他
3）Scheuermann病（思春期後弯症）	**11）リウマチ性疾患** 強直性脊椎炎 関節リウマチによる脊椎破壊 その他
4）骨軟骨形成障害，間葉系疾患 achondroplasia spondyloepiphyseal dysplasia mucopolysaccharidoses 骨形成不全症 Marfan症候群，その他	**12）腫瘍と類縁疾患** 原発性 続発性 neurofibromatosis
5）代謝性疾患および栄養障害性疾患 くる病・骨軟化症 閉経期，老人性など退行性骨粗鬆症 破壊性脊椎関節障害（透析後） その他，乳児期筋骨格低発達によるもの	**13）老人性脊椎変性（degenerative kyphosis）** 腰部変性後弯症（LDK） 胸・腰部変性後弯症（TLDK） 全脊椎変性後弯（円背） 頚椎症性後弯
6）神経疾患，筋疾患による後弯症 運動ニューロン疾患 筋ジストロフィー疾患 遅発性ミオパシーによる後弯症 （myopathic camptocormia） パーキンソン病に伴うcamptocormia 首下がり病（dropped head syndrome） anterior horn cell disease	**14）脊椎靱帯骨化に伴う後弯** 強直性脊椎骨増殖症 胸椎後縦靱帯骨化症 頚椎後縦靱帯骨化症
	15）腰仙部形成障害に関連するもの 先天性脊椎すべり症（脊椎下垂症）
7）外傷性後弯症 椎体破裂骨折，圧迫骨折 脊椎脱臼骨折	**16）その他の原因による後弯症**

（竹光義治：脊柱後弯症—疾患概念と治療の変遷．脊椎脊髄ジャーナル，22：437，2009より引用）

性後弯症や多椎間変性すべり症に伴う一次性
FSIと，腰椎固定術後後弯症などの医原性後弯
症や外傷後後弯症といった二次性FSIに分類さ
れる．

　一次性FSIは，胸腰椎・腰椎椎間板変性によ
り前方椎間板高が減少することを主体とする病態

で，しばしば変性側弯を伴う．de novo変性側弯症では，左右非対称の椎間板変性が基本病態であるのに対し，本症は左右対称性の椎間板変性により前方椎間板高が減じて引き起こされる．また背筋群の変性や機能不全あるいは遺伝的要因の関与も指摘されている．

二次性FSIは，適切な腰椎前弯が得られなかった多椎間腰椎固定術後に生じる医原性後弯症や，骨粗鬆症性椎体骨折後の遺残後弯や偽関節などによる外傷後後弯症が含まれる．

症状

成人脊柱変形では，起立・歩行障害，腰痛・下肢痛，神経障害だけでなく，それに関連する心理的ストレス，さらに呼吸器・消化器症状まで把握する必要がある．

1.外見

腰椎後弯が大きくなるにつれて，重心線を股関節の後方に保ち視線を水平に保つために，胸椎後弯が減少し骨盤が後傾するため，胸を張り，殿部を前に突き出すような格好になる．さらに悪化すると膝関節を曲げてバランスを保つ．これらの代償機能を超えると重心線が前方へ移動し，前かがみとなり，ついには大きく前方へ傾斜し，いわゆる腰曲がりとなる〔図1〕．変形が高度になると，肋骨と骨盤の隙間が減少し，食い込むようになる．

側弯では，肩や肩甲骨の高さの左右差，ウエストラインの左右差が見られ，骨盤傾斜が加わると，スカートやズボンを履いた時に傾いたりずれたりする．

これら外見の症状は，立位静止時よりも歩行時で悪化する．立位では，胸椎後弯減少と骨盤傾斜といった代償機能が働くため，何とか直立位を保てる症例でも，歩行時にはこれらの代償機能が働かなくなり，体幹が左右に傾いたり，腰曲がり歩行になる．

2.腰痛・下肢痛

腰椎前弯が減少し，代償機能が働くと，腰背部の筋群に体を支えようとして常に過度の筋収縮が要求される．そのため，長時間立位や歩行で腰痛が出現する．歩き出すと腰曲がりになり，腰痛が徐々に強くなって歩けなくなり，一度体を起こして休むとまた歩けるようになる（腰痛性間欠跛行）〔図2〕．これは腰背部筋群のコンパートメント症候群と考えられている．

椎間板腔の狭小化，椎間関節の変性など，変性変化に起因する腰痛も多い．朝方起床時の腰痛や長時間坐位後の動き始め・立ち上がり時の腰痛，前屈・後屈など体動時の腰痛，背臥位になるときの腰痛がみられる．

腰椎の変形に伴い，馬尾や神経根が圧迫され，下肢痛・しびれによる神経性間欠跛行が生じる例もある．

3.神経障害

成人脊柱変形における神経障害は，椎間孔内外での神経根障害の頻度が高いこと，上位腰椎神経根障害の比率が高いことが特徴である．上位腰椎神経根障害では，股関節や膝関節の関節痛との鑑別が難しい場合がある．

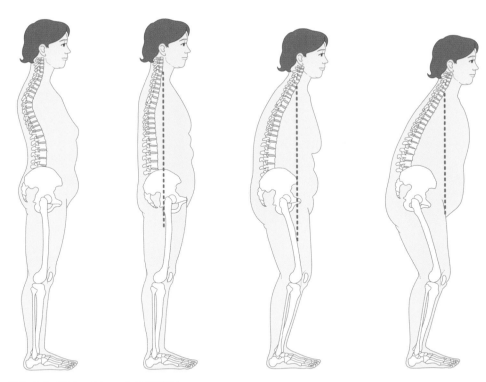

〔図1〕矢状面バランスの代償機能
（「飯田尚裕：症状と問題点，成人脊柱変形治療の最前線（日本側彎症学会編集，種市　洋，松本守雄責任編集），p.73, 2017，南江堂」より許諾を得て転載）

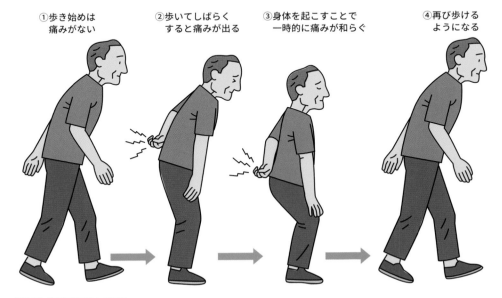

①歩き始めは　　②歩いてしばらく　　③身体を起こすことで　　④再び歩ける
　痛みがない　　　するのと痛みが出る　　一時的に痛みが和らぐ　　　ようになる

〔図2〕腰痛性間欠跛行

4.心理的ストレス

成人脊柱変形患者をSRS-22質問票で評価した研究では、機能・疼痛・自己イメージのドメインが低いだけでなく、精神面でのドメインも低値であった[2]。治療に当たっては心のケアも重要である。

5.呼吸器・消化器症状

胸郭変形や歩行エネルギー消費が大きくなることによる息切れ、脊柱変形からくる胸苦、胃食道逆流症（GERD）による胸やけ、体幹筋力低下・大腸蠕動運動減弱による便秘などがみられる。

 GERD 胃食道逆流症：
gastro esophageal reflux disease

検査・評価

1.全身評価

歩容の観察、立位での背面・側面からの視診のみでなく、脚長差（人工関節置換術後・下肢外傷後）、表情の異常（うつ・パーキンソン病）、皮膚の色素沈着（カフェオレ斑）、皮膚の異常伸展（Ehlers-Danlos症候群）、四肢の筋萎縮（神経内科的疾患）、振戦（パーキンソン病）、仙骨部の異常（脊髄係留症候群）、摂食障害によるるい痩の有無について、評価を行うことも重要である。

2.神経学的評価

四肢・体幹の感覚異常と筋力低下、深部腱反射・バビンスキー（Babinski）反射・腹壁反射、ロンベルグ（Romberg）徴候のチェックが重要である。脊髄空洞症・脊髄係留症候群・神経筋原性側弯症などの神経疾患や腰椎すべり症・腰部脊柱管狭窄症が合併していないかどうか注意する。

3.画像評価

立位での全脊柱正面・側面のX線撮影が必須である。撮影時には、患者には何かにつかまらせず、側面像では手首を鎖骨に当てて水平視をさせた状態（fists on clavicles）で撮影する。

腰椎では、前・後屈機能撮影も行い、すべり症や各椎間の可動性を確認する。

各カーブの柔軟性（flexibility）を評価する場合は、ベンディング撮影やトラクション撮影を追加する。この際、冠状面（側弯）のみでなく矢状面（後弯・前弯）でのカーブの柔軟性も評価する。

MRIは、Chiari奇形、脊髄空洞症、脊髄腫瘍、脊髄係留症候群などの有無を確認するのに重要である。成人脊柱変形では、腰部脊柱管狭窄症・変性すべり症などを合併していることが多いため、除圧操作を追加する必要があるかどうかをMRIで確認する。また骨粗鬆症性椎体骨折の有無や骨癒合の判定にもMRIは有用である。

CTは、術前評価に有用であり、椎間関節の強直や椎体の癒合の有無を確認したり、スクリューやケージなどのインプラントを正確に設置するために必要である。

手術的治療を行う場合は、インプラントの弛みや固定隣接椎体骨折などと密接に関連するため、骨脆弱性の評価が必須であり、2重エネルギーX線吸収測定（DXA）法などを用いて腰椎と大腿骨近位部の両部位で骨密度を測定する。

 DXA法 二重エネルギーX線吸収測定法：
dual-energy X-ray absorptiometry

診 断

　成人脊柱変形は小児側弯症の遺残から，成人後の変性に伴う側弯，明らかな側弯を認めない後弯症まで，その病態が多様であり，症状の程度も軽微な腰痛から歩行困難まで多様である．

　Schwabらは，2012年にX線像を用いた脊柱変形のタイプ別分類に加えて，臨床成績に影響を与える因子の異常の程度を加えた成人脊柱変形に対する分類を発表した[3]．このScoliosis Research Society (SRS) -Schwab ASD分類は，臨床成績に基づく再現性の高い分類であり，術前計画に用いることも可能であるため，現在成人脊柱変形の分類に広く用いられている〔図3, 4〕．

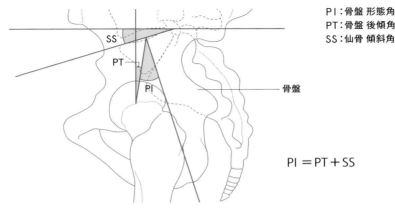

PI：骨盤 形態角
PT：骨盤 後傾角
SS：仙骨 傾斜角

骨盤

$$PI = PT + SS$$

〔図3〕立位脊柱側面X線画像で計測される骨盤パラメータ

(Schwab F, et al: Scoliosis Research Society-Schwab Adult Spinal Deformity Classification : A Validation Study. Spine (Phila Pa 1976) 37 : 1077-1082, 2012を参考に作成)

冠状面カーブタイプ

T：胸椎カーブ
胸椎カーブ≧30°
胸腰椎・腰椎カーブ＜30°

L：腰椎カーブ
胸椎カーブ＜30°
胸腰椎・腰椎カーブ≧30°

D：ダブルカーブ
胸椎カーブ≧30°
胸腰椎・腰椎カーブ≧30°

N：明らかな冠状面カーブなし
胸椎カーブ＜30°
胸腰椎・腰椎カーブ＜30°

矢状面修飾因子

PI-LL
0：10°以下
＋：10〜20°
＋＋：20°以上

GA (C7SVA)
0：4cm以下
＋：4〜9.5cm
＋＋：9.5cm以上

PT
0：20°以下
＋：20〜30°
＋＋：30°以上

PI-LL：骨盤形態角と腰椎前弯角の差分
GA：グローバルアライメント
C7SVA：C7椎体中央から垂線を引き，その垂線と仙骨後角との距離

〔図4〕SRS-Schwab ASD分類

(Schwab F, et al: Scoliosis Research Society-Schwab Adult Spinal Deformity Classification : A Validation Study. Spine (Phila Pa 1976) 37 : 1077-1082, 2012より引用)

治 療

1.保存的治療

1）薬物治療

　アセトアミノフェン・NSAIDs・オピオイド・抗うつ薬・抗痙攣薬などを患者の疼痛の程度に合わせて副作用に注意しながら使用する.

2）装具療法

　成長期の小児側弯症に対しては脊柱変形の進行を防止する強いエビデンスがあるが，成人脊柱変形では，装具に対するコンプライアンスが悪く，あまり使用されない.

3）運動療法

　疼痛の緩和とともに変形の進行予防が期待されている.

2.手術的治療〔図5〕

　疼痛やADL・QOL障害が高度の場合は，手術的治療を考慮する.

　手術の目的は，良好な体幹全体のバランス（グローバルバランス）（特に矢状面）の獲得であり，解離操作→矯正操作→固定→骨移植，という一連の操作を，前方や後方から施行する.

略語		
NSAIDs	非ステロイド性抗炎症薬： non-steroidal anti-inflammatory drugs	
ADL	日常生活動作：activities of daily living	

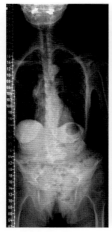 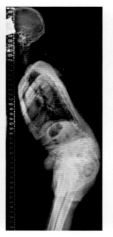 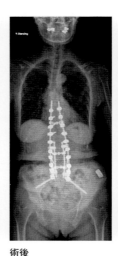 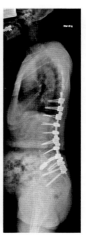

術前　　　　　　　　　　　　　　術後

〔図5〕脊柱変形に対する手術前後のX線写真

77歳女性．パーキンソン病治療中，骨粗鬆症性椎体骨折に伴い脊柱後弯が進行し，立位歩行が困難になったが，後方→前方手術によってグローバルバランスが改善し，杖なしでの歩行が可能になった.

引用・参考文献

1） 竹光義治：脊柱後弯症―疾患概念と治療の変遷. 脊椎脊髄ジャーナル 22：436-447, 2009.
2） Iida T, et al: Minimum 20 Years Long-term Clinical Outcome After Spinal Fusion and Instrumentation for Scoliosis: Comparison of the SRS-22 Patient Questionnaire With That in Nonscoliosis Group. Spine (Phila Pa 1976) 40(16)：E922-928, 2015.

3） Schwab F, et al: Scoliosis Research Society-Schwab Adult Spinal Deformity Classification：A Validation Study. Spine (Phila Pa 1976) 37：1077-1082, 2012.
4） 日本側彎症学会編：成人脊柱変形治療の最前線. 南江堂, 2017.

7. 骨粗鬆症と脆弱性骨折

骨折予防の重要性

ロコモティブシンドローム（以下，ロコモ）に関連する重要な運動器疾患が骨粗鬆症とそれに伴う脆弱性骨折である．

脆弱性骨折は，機能予後，生命予後を悪化させ，健康寿命および寿命そのものに影響を与える．わが国の骨粗鬆症の罹患人口は1,280万人（うち女性は900万人）と多く，厚生労働省による2019年の調査では，要支援・要介護者の12.5％が転倒・骨折によるもので，女性に限ると16.6％にのぼる[1]．2018年度の統計では，総医療費43.4兆円のうち，医科（病院・診療所など）診療医療費は31.3兆円，このうち1.5兆円が骨折によるものである[2]．その多くは高齢者の脆弱性骨折である．このように骨折は，受傷した患者や家族の負担だけでなく，介護や医療の面で大きな社会経済的負担となっている．このため，骨粗鬆症の予防と治療を十分に行い，脆弱性骨折を防止することの意義は大きい．

脆弱性骨折は一部の椎体骨折を除き，転倒により発生する．このため，骨粗鬆症の予防と治療に加えて，運動機能の維持・改善による転倒予防が，脆弱性骨折の防止につながる．つまり，ロコモ対策は運動機能の維持・改善によって転倒予防にも直結することになる．

骨粗鬆症と脆弱性骨折

脆弱性骨折の主要な発生部位は，海綿骨の比率の多い脊椎椎体と長管骨の骨端部である．具体的には，大腿骨近位部骨折，椎体骨折，橈骨遠位端骨折，上腕骨近位端骨折が主要な4大骨折といわれる〔図1〕．

このうち，大腿骨近位部骨折はほぼ全例に入院や手術による治療が必要で，移動機能への影響が大きく，要支援・要介護の原因に特になりやすい．この骨折は，1987年から全国での発生件数の推計が報告されており，ほぼ直線的に増えている〔図2〕[3]．最近では増加率が減ってきているものの，2017年の推計値で約20万件，今後25万件を越えると推測されている．

また，脆弱性骨折は最初の骨折を起こした後に次の骨折を起こす確率がほぼ2倍に増えることが知られており[4]，「骨折の連鎖」，あるいは「ドミノ骨折」と呼ばれている．したがって初発骨折（一次骨折）後に，次の骨折（二次骨折）を防ぐことが重要で，確実な治療介入が必要とされている．ただ現状でも，初発骨折前の治療率も骨折後の治療率も低く，それを高めることが骨粗鬆症診療の大きな課題となっている．

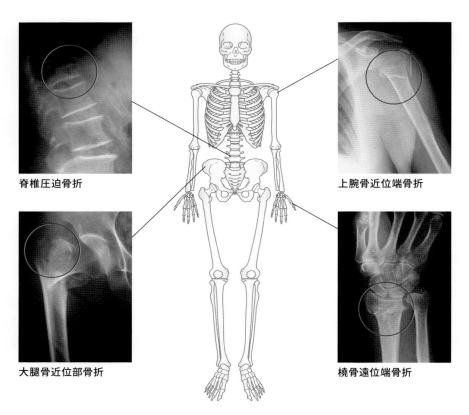

脊椎圧迫骨折

上腕骨近位端骨折

大腿骨近位部骨折

橈骨遠位端骨折

〔図1〕骨粗鬆症に伴う主要な脆弱性骨折

海綿骨は骨代謝回転が速く，骨粗鬆症の影響を受けやすい．その結果，脆弱性骨折も海綿骨比率の大きい椎体および長管骨骨端部に生じやすい

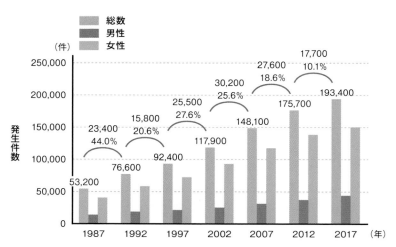

〔図2〕わが国の大腿骨近位部骨折の発生件数の推移

1987年から5年ごとに大腿骨近位部骨折の発生件数の年間推計値が発表されている．直線的に増加いるが，近年徐々に増加率が下がってきている．

(Takusari E, et al：Trends in Hip Fracture Incidence in Japan：Estimates Based on Nationwide Hip Fracture Surveys From 1992 to 2017. JBMR Plus 5：e10428, 2020をもとに作成)

骨粗鬆症の病態と診断

1.骨粗鬆症の病態

　骨組織は破骨細胞による骨吸収と骨芽細胞による骨形成により，常にリモデリングを続けている．成長期は骨形成が優位で骨量は増加し，女性は18歳，男性は20歳でピークに達すると考えられている[5]．

　20代〜30代は骨量がほぼ維持され，女性の場合は40代半ば〜50歳前後の閉経期から急激に骨量が減少する．これは閉経後骨粗鬆症といわれ，エストロゲンの低下により骨吸収が亢進することにより発症するもので，閉経から15年間程度，骨量が急激に減少する．男性も50代から徐々に骨量が減少する．臨床的には，骨量はDXA（dual-energy X-ray absorptiometry）などの機器で骨密度として測定，評価される．

2.骨粗鬆症の定義・診断

　骨粗鬆症は「骨強度の低下により骨折リスクが高まった状態」と定義されている[6]．そして，骨強度は骨密度と骨質により規定される．骨密度は臨床的に測定可能であるが，骨質は骨組織の石灰化度や骨代謝回転，骨基質の状態などにより規定されるが，日常臨床での測定は現時点ではできない．

　疾患や薬剤等による二次性骨粗鬆症を除き，加齢や閉経に伴う骨粗鬆症は原発性骨粗鬆症とよばれている．『骨粗鬆症の予防と治療ガイドライン2015年版』（以下，ガイドライン）には，この原発性骨粗鬆症の診断基準[7]が記載されている．これによると，椎体骨折または大腿骨近位部骨折がある場合はそれだけで骨粗鬆症と診断できることになっている．これは，これらの骨折を起こした場合に特に二次骨折の確率が高くなるためで，骨粗鬆症の定義が「骨折リスクが高まった状態」と定義されていることによる．骨密度が若年成人平均値（Young Adult Mean：YAM値）の70%以下の場合は，脆弱性骨折がなくても骨粗鬆症と診断する．なお，日本においてはYAM値の何%かでの評価が一般的であるが，海外では主にTスコア（若年成人平均値からの低下が標準偏差の何倍か）で判定する．

　通常の骨折は容易に診断できるが，椎体骨折では受傷機転や症状を伴わない「症状のない形態骨折」が存在するため，その判定には椎体の圧壊の有無や程度で診断する半定量的評価法が用いられている〔図3〕[8]．

骨粗鬆症の治療

1.薬物治療が中心

　骨粗鬆症の治療は運動や栄養などの指導も重要であるが，薬物治療が中心となる．

　前述の通り，骨強度は骨密度だけでは決まらない．実際，疫学的に骨折リスクを高める危険因子（臨床危険因子）が報告されている．このためガイドラインにおいては，診断基準とは別に臨床危険因子を含めた薬物治療の開始基準が設定されている〔図4〕．骨量減少（骨密度がYAM値の70%以上80%未満）の場合に，大腿骨近位部骨折の家族歴（父母）がある場合，またはFRAX®（骨折リスク評価ツール）の主要な骨粗鬆症性の発生確率が15%以上の場合に治療を開始するべきとされている．

略語　FRAX® 骨折リスク評価ツール：
fracture risk assesment tool

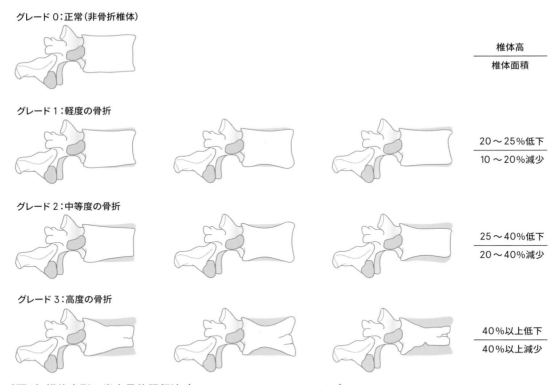

グレード0：正常（非骨折椎体）

$$\frac{椎体高}{椎体面積}$$

グレード1：軽度の骨折

$$\frac{20〜25\%低下}{10〜20\%減少}$$

グレード2：中等度の骨折

$$\frac{25〜40\%低下}{20〜40\%減少}$$

グレード3：高度の骨折

$$\frac{40\%以上低下}{40\%以上減少}$$

〔図3〕椎体変形の半定量的評価法（Semi-Quantitative grade）

椎体骨折は，痛みなどの症状のない形態骨折が多いため，骨折の有無や程度を椎体の形状変化で判定する．主に椎体高の減少で判定し，椎体のいずれかの位置で20%以上の椎体高減少があれば骨折有と判定することになる．

（Genant HK, et al. : Vertebral fracture assessment using a semiquantitative technique. J Bone Mine Res 8：1137-1148, 1993より引用）

2.FRAX®（骨折リスク評価ツール）とは

骨折リスク評価ツール（FRAX®）は，年齢，性別，BMI，臨床危険因子（既存骨折，両親の大腿骨近位部骨折，喫煙，糖質コルチコイド，関節リウマチ，二次性骨粗鬆症原因疾患）および大腿骨頚部骨密度により，今後10年間の骨折確率を疫学的な手法により簡便に表示する骨折リスク評価ツールである．インターネットで「FRAX」で検索すると簡単に試すことができ，大腿骨頚部骨密度を入力しなくても表示されるので利用しやすい．地域での啓発や健診などにも利用されている．

3.骨粗鬆症の治療薬と有効性

表1にわが国において現在使われている骨粗鬆症の治療薬と，その有効性のまとめを示す．ガイドラインに示された薬剤に加えて，ガイドライン以降に使用され始めた薬も含めている．

骨粗鬆症治療薬は，大きく骨吸収抑制薬と骨形成促進薬に分かれている．日常臨床においては，これらの薬と活性型ビタミンD₃，ビタミンK，カルシウムなどを併用して治療を行うことが多い．日本人の80%から90%はビタミンDの不足または欠乏状態にあるため[9]，活性型ビタミンD₃併用の必要度は高い．

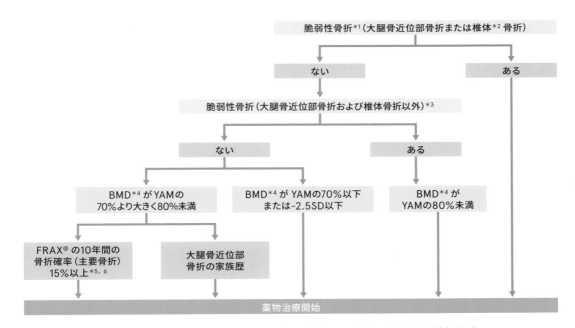

* 1：軽微な外力によって発生した非外傷骨折．軽微な外力とは，立った姿勢からの転倒か，それ以下の外力をさす．
* 2：形態椎体骨折のうち，3分の2は無症候性であることに留意するとともに，鑑別診断の観点からも脊椎X線像を確認することが望ましい．
* 3：その他の脆弱性骨折：軽微な外力によって発生した非外傷性骨折で，骨折部位は肋骨，骨盤（恥骨，坐骨，仙骨を含む），上腕骨近位部，橈骨遠位端，下腿骨．
* 4：骨密度は原則として腰椎または大腿骨近位部骨密度とする．また，複数部位で測定した場合にはより低い％値またはSD値を採用することとする．腰椎においてはL1～L4またはL2～L4を基準値とする．ただし，高齢者において，脊椎変形などのために腰椎骨密度の測定が困難な場合には大腿骨近位部骨密度とする．大腿骨近位部骨密度には頚部またはtotal hip(total proximal femur)を用いる．これらの測定が困難な場合は橈骨，第二中手骨の骨密度とするが，この場合は％のみ使用する．
* 5：75歳未満で適用する．また，50歳代を中心とする世代においては，より低いカットオフ値を用いた場合でも，現行の診断基準に基づいて薬物治療が推奨される集団を部分的にしかカバーしないなどの限界も明らかになっている．
* 6：この薬物治療開始基準は原発性骨粗鬆症に関するものであるため，FRAX®の項目のうち糖質コルチコイド，関節リウマチ，続発性骨粗鬆症にあてはまる者には適用されない．すなわち，これらの項目がすべて「なし」である症例に限って適用される．

〔図4〕原発性骨粗鬆症の薬物治療開始基準
脆弱性骨折の有無と骨密度で診断する「原発性骨粗鬆症の診断基準」にFRAX®と大腿骨近位部骨折といった臨床危険因子を加味した内容である．
（骨粗鬆症の予防と治療ガイドライン作成委員会編：骨粗鬆症の予防と治療ガイドライン2015年版．p.63，ライフサイエンス出版，2015より引用）

骨吸収抑制薬と骨形成促進薬はそれぞれにおいて骨密度増加効果，骨折抑制効果が示されている．一般に，閉経後早期の若い世代ではSERMを主に使い，高齢期あるいは既存骨折のある症例に対してはビスホスホネート，抗ランクル抗体薬，また重症骨粗鬆症については副甲状腺ホルモンや抗スクレロスチン抗体が使われることが多い．最近では，まず骨形成促進薬で骨密度を増やし，骨吸収抑制薬でその後の維持・増加を図る方法や，長期にわたり骨粗鬆症治療を行うため両者を経時的に続けて行う逐次療法が重要視されている．

 略語　SERM　選択的エストロゲン受容体モジュレーター：selective estrogen receptor modulator

第3章　ロコモティブシンドロームを構成する因子

〔表1〕主な骨粗鬆症治療薬の有効性評価

		骨密度	椎体骨折	非椎体骨折	大腿骨近位部骨折
活性型ビタミン D₃	アルファカルシドール	B	B	B	C
	エルデカルシトール	A	A	B	C
ビスホスホネート	アレンドロネート	A	A	A	A
	リセドロネート	A	A	A	A
	ミノドロネート	A	A	C	C
	イバンドロネート	A	A	B	C
SERM	ラロキシフェン	A	A	B	C
	バゼドキシフェン	A	A	B	C
副甲状腺ホルモン	テリパラチド(遺伝子組換え)	A	A	A	C
	テリパラチド酢酸塩	A	A	C	C
抗RANKL抗体	デノスマブ	A	A	A	A
ビタミンK	メナテトレノン	B	B	B	C
ビスホスホネート	ゾレドロネート	A*	A*	A*	A*
抗スクレロスチン抗体	ロモソズマブ	A*	A*	A*	B*

A：効果がある　　B：効果を示した報告がある　　C：効果があるとの報告がない

臨床試験の結果を基に，骨密度増加，椎体骨折・非椎体骨折・大腿骨近位部骨折の予防の効果の有無がまとめられている．ゾレドロネートとロモソズマブについては，ガイドライン発表後の薬剤であるため参考評価であるため「*」をつけた．
（骨粗鬆症の予防と治療ガイドライン作成委員会編：骨粗鬆症の予防と治療ガイドライン2015年版．ライフサイエンス出版，2015を参考に作成）

引用・参考文献

1） 厚生労働省：2019年 国民生活基礎調査の概況 IV介護の状況．https://www.mhlw.go.jp/toukei/saikin/hw/k-tyosa/k-tyosa19/dl/05.pdf（2021年8月13日検索）
2） 厚生労働省：平成30年度 国民医療費の概況（令和2年11月30日）．https://www.mhlw.go.jp/toukei/saikin/hw/k-iryohi/18/dl/data.pdf（2021年8月13日検索）
3） Takusari E, et al：Trends in Hip Fracture Incidence in Japan：Estimates Based on Nationwide Hip Fracture Surveys From 1992 to 2017. JBMR Plus 5：e10428, 2020.
4） Takusari E, et al：Trends in Hip Fracture Incidence in Japan：Estimates Based on Nationwide Hip Fracture Surveys From 1992 to 2017. JBMR Plus 5：e10428, 2020.
5） Orito S, et al：Age-related distribution of bone and skeletal parameters in 1, 322 Japanese young women. J Bone Miner Metab 27：698-704, 2009.

6） NIH Consensus Development Panel on Osteoporosis Prevention. Diagnosis and Therapy：Osteoposis prevention, diagnosis, and therapy. JAMA 285：785-795, 2001.
7） 骨粗鬆症の予防と治療ガイドライン作成委員会編：骨粗鬆症の予防と治療ガイドライン2015年版．ライフサイエンス出版，2015.
8） Genant HK, et al：Vertebral fracture assessment using a semiquantitative technique. J Bone Mine Res 8：1137-1148, 1993.
9） Tamaki J, et al：Total 25-hydroxyvitamin D levels predict fracture risk：results from the 15-year follow-up of the Japanese Population-based Osteoporosis (JPOS) Cohort Study. Osteoporos Int 28：1903-1913, 2017.

8. 骨折

Ⅰ 大腿骨近位部骨折

　大腿骨近位部骨折は，骨折部位によって，関節外骨折である大腿骨転子部骨折と関節内骨折である大腿骨頚部骨折に大別される〔**図1**〕．両者を合計すると年間約20万例発生しており，男女比は1：3である．超高齢社会を背景として年々増加傾向にあり，年間新規患者数は，2030年に27万人，2040年に31万人に達すると推計されている[1]．これは，主要な悪性腫瘍の発生数よりはるかに多い．

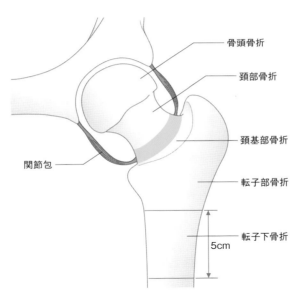

骨頭骨折
頚部骨折
頚基部骨折
転子部骨折
転子下骨折
関節包
5cm

〔図1〕大腿骨近位部

原因

　大腿骨近位部骨折の原因は転倒が最も多く，とくに「屋内での立った高さからの転倒」が多い[2]．ロコモティブシンドロームの要因である下肢筋力低下やバランス機能障害が原因となり受傷し，骨折することでロコモティブシンドロームの他の要因の悪化にもつながる．

大腿骨近位部骨折を受傷すると，強い疼痛とともに，起立歩行障害など運動機能が著しく損なわれる．積極的に治療を行わないと長期臥床を強いられることになり，内科的合併症を誘発し急速に全身状態が悪化する．したがって，原則外科的な介入が必要となる．手術が遅れると，生命予後，機能予後，社会的予後が低下するため，可能な限り早期の手術と術後の機能回復運動開始が重要となる．

手術は，関節外骨折か関節内骨折かで術式が異なる．関節外骨折は骨接合術（CHS，PFN）〔図2〕を，関節内骨折は主に人工骨頭挿入術〔図3〕が選択されるが，骨折型など条件が整えば骨接合術を行うことがある．

どちらも確実な手術が行われれば，術翌日から全荷重歩行訓練が可能である．

略語
CHS コンプレッション・ヒップスクリュー：compression hip screw
PFN 髄内釘固定法：proximal femoral nail

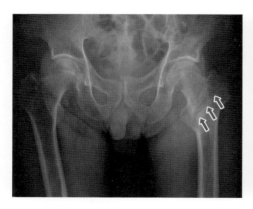

〔図2〕大腿骨転子部骨折

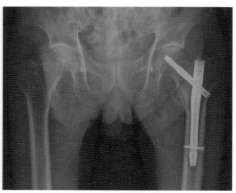

骨接合術(PFN)

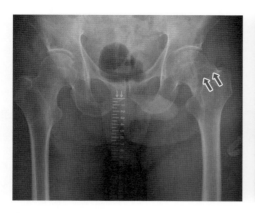

〔図3〕大腿骨頚部骨折

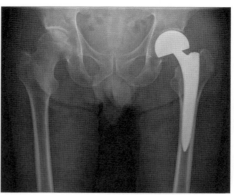

人工骨頭挿入術

予後

大腿骨近位部骨折の30日死亡率は2.9～10.8%，1年死亡率は2.6～33%であり[3]，生命予後に大きく影響する外傷といえる．また，適切な手術，後療法を行っても，すべての症例が受傷前の状態に回復するわけではない．高齢者はすでにロコモ度が進行しているが，大腿骨近位部骨折によって，さらにロコモ度が進行する．多くが日常生活動作の低下を余儀なくされ，杖や歩行器，車椅子などの補助具が必要になる．

歩行能力再獲得に影響する因子として，年齢，受傷前の歩行能力，手術施行やリハビリテーション開始時期，認知症などがある．

新たな試み

大腿骨近位部骨折の治療は，手術やリハビリテーションだけでは完結しない．高齢者は，もともとの歩行能力が十分ではなく，認知症があれば医療従事者の意図が十分に伝わらず，独居や住居環境（手すりの不備・段差・階段）のため在宅復帰が難しくなるなど，身体的，精神的，社会的にさまざまな問題を抱えており，多角的な介入が必要となる．

近年，多職種，複数施設による包括的リハビリテーションの概念が導入されつつある．これは，各専門職種の協力のもとに行う受傷後の介入であり，整形外科医，老年科医，リハビリテーション医，内科医，看護師，理学療法士，作業療法士，薬剤師，管理栄養士，社会福祉士などの多職種チームにより後療法を進めていく方法である．また，現在の医療制度では，急性期施設での入院期間は短くならざるを得ないため，術前より調整を進め，回復期リハビリテーション病院などへの転院が円滑に進むようシステム化している施設も多くなってきている．回復期リハビリテーション病院は，一般的には数か月の入院期間を確保することが可能であり，運動器の回復訓練を続けながら，社会資源の導入など自宅退院に向けて準備を進めることができる．

引用・参考文献

1）Orimo H, et al：Hip fracture incidence in Japan：Estimates of new patients in 2012 and 25-year trends. Osteoporos Int 27：1777-1784, 2016.
2）日本整形外科学会／日本骨折治療学会監，日本整形外科学会診療ガイドライン委員会ほか編：大腿骨頚部／転子部骨折 診療ガイドライン2021 改訂第3版，南江堂，2021.
3）Nyholm AM, et al：Time to surgery is associated with thirty-day and ninety-day mortality after proximal femoral fracture：a retrospective observational study on prospectively collected data from the Danish Fracture Database Collaborators. J Bone Surg Am 97：1333-1339, 2015.

第3章 ロコモティブシンドロームを構成する因子

❷ 橈骨遠位端骨折

手関節の骨は橈骨・尺骨・手根骨から成り立っている．その中でも橈骨の遠位端骨折は成人の外傷患者で最も出会う骨折で，四肢骨折全体の14％を占めるといわれる[1]．50歳以上では8割以上が女性であり，50歳以上の女性の15％が残りの人生の間にこの怪我をする[2]．高齢者の骨折のうち橈骨遠位端骨折は股関節骨折に次いで多く，高齢化とともに今後増加していくと考えられる[3]．

受傷は転倒して手を広げてついたときに起こることが多い．背たけ以下の高さからの転倒などの，比較的小さな力学的エネルギーによる外傷（低エネルギー外傷）で生じた場合は，ロコモティブシンドロームが背景に存在することも多い．

とくに高齢者ではロコモの原因疾患の1つでもある骨粗鬆症が隠れている頻度も高い．中年者でもロコモや骨粗鬆症の前兆として発生する可能性があることに留意する．

症 状

症状は，手関節の痛み・変形・はれ（腫脹）・皮下出血がみられる．

圧痛点は橈骨遠位部にあり，加えて尺骨遠位部や尺骨茎状突起より先のくぼみ（小窩）にあることもある．ほとんどの場合，閉鎖骨折である．外見上，ディナーフォーク変形〔図1〕をしばしばきたし，関節外骨折の場合はコレス（Colles）骨折と呼ばれることもある[4]．

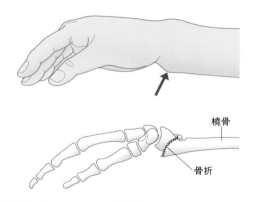

〔図1〕ディナーフォーク変形

橈骨

骨折

診 断

診断は単純X線写真で骨折を確認する．

典型的には，正面像では横骨折がみられ橈骨の長さが短縮し，遠位骨片が橈屈（橈骨側へ傾く）する〔図2〕．骨折部で骨が重なって見えることも多いため見逃さないように注意する．側面像では背側骨皮質が割れて，本来掌側を向く関節面は背側へ倒れる〔図3〕．

橈骨・尺骨遠位の形状・配置には個人差があり，怪我をしていないほう（健側）の単純X線写真を，比較のため撮影するのも1つの手段である．関節内に至る骨折や変形・転位（骨折のずれ）が強い症例は（3D-）CT検査による評価がよりよい〔図4〕．MRI検査はX線像で骨折がはっきりしない場合や，他の外傷の検索や除外に用いられることがある．

橈骨遠位端骨折には，60～70％に尺骨茎状突起骨折が合併しており〔図2〕，それは尺骨茎状突起に付く三角線維軟骨複合体（TFCC）の

損傷を示唆する[5].掌側への変形や突出,手関節の腫脹が強い場合,ときに神経障害をきたす症例もあり,なかでも正中神経圧迫による手根管症候群が最多である.

略語　TFCC　三角線維軟骨複合体：
triangular fibrocartilage complex

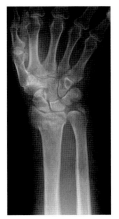

〔図2〕橈骨遠位端骨折（正面像）

横骨折がみられ橈骨の長さが短縮し,遠位骨片が橈屈（橈骨側へ傾く）する.

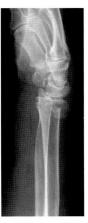

〔図3〕橈骨遠位端骨折（側面像）

背側骨皮質が割れて,本来掌側を向く関節面は背側へ倒れる.

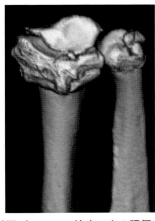

〔図4〕3D-CT検査による評価

関節内に至る骨折や変形・転位（骨折のずれ）が強い症例は(3D-)CT検査による評価が有用である.

初期治療

初期治療は,必要に応じて徒手整復を行って骨折を解剖学的位置へ戻す.そしてギプスやシーネ,装具を用いて外固定を行う〔図5〕.

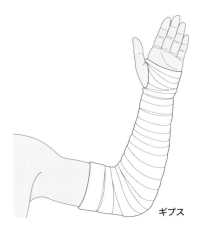
ギプス

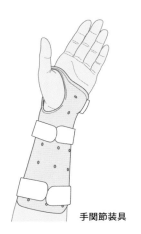
手関節装具

〔図5〕ギプスや装具による外固定の例

1.転位の少ない安定型骨折の場合

転位の少ない安定型骨折は，手術をせずにそのまま保存療法で骨折の治療を行うことも可能である．ただし整復してもその後の経過中に外固定内で再び転位することがある．

外固定中は，適切な整復位とその保持が重要であるが，ほかに挙上・冷罨法など腫脹を低減するための処置，外固定具と接する皮膚のチェックや神経診察も，骨折の評価に加えて必要である．さらに，固定期間中も手関節と無関係な部位の関節拘縮を防ぐため，手指や肘関節・肩関節の運動を行う．定期的な経過観察中に外固定は適宜交換して4週間前後装着し，臨床所見が改善

して単純X線写真で骨癒合が進行した時点で除去する．除去後は手関節の運動も開始していく．

2.転位が大きい関節内骨折や 不安定性のある骨折の場合

転位が大きい関節内骨折や不安定性のある骨折などは，将来的に変形による症状や機能障害をもたらすおそれがあり，手術療法がすすめられる．手術は掌側プレート固定が主に行われる〔図6〕．

術後は，早期に運動療法を開始し，段階ごとに進める．合併損傷がなければ，外固定は通常，短期間で除去する．骨癒合してからプレート抜釘（骨内挿入物除去）術を行う症例もある．

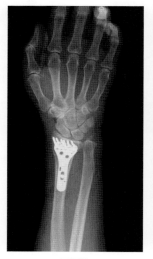
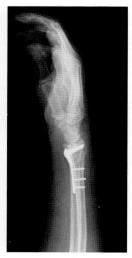

正面像　　　　　　　　　　側面像

〔図6〕手術療法：掌側プレート固定（正面像，側面像）

引用・参考文献

1 ）Chen NC, et al：Management of distal radial fractures. Journal of Bone and Joint Surgery American volume 89 （9）：2051-2062, 2007.
2 ）Bielak KM, et al：Treatment of hand and wrist injuries. Primary Care 40：431-451, 2013.
3 ）Baron JA, et al：Basic epidemiology of fractures of the upper and lower limb among Americans over 65 years of age. Epidemiololgy 7（6）：612-618, 1996.

4 ）Colles A：On the fracture of the carpal extremity of the radius. The Edinburgh Medical and Surgical Journal 10：182-186, 1814.
5 ）Ng CY：What are the radiological predictors of functional outcome following fractures of the distal radius？Journal of Bone and Joint Surgery British volume 93：145-150, 2011.

❸ 上腕骨近位端骨折

ロコモティブシンドロームが原因で転倒して骨折をきたす可能性がある．本項では，骨折のうち上腕骨近位端骨折について解説する．

発生頻度と受傷原因

60歳代から発生率は徐々に増加し，70歳を超えると急激に増加する[1]．男性は女性の発生率の半分以下である．2015年の鳥取県のデータでは，85歳以上で上腕骨近位端骨折の割合は人口10万人あたり約280人に達していた[2]．わが国での発生率は欧米に比べて低いが，1990年代に比べると増加している〔図1〕[1]．

受傷原因は転倒が最も多い．骨粗鬆症をベースに発生することが多いため転倒が一番のリスクファクターである[3, 4]．

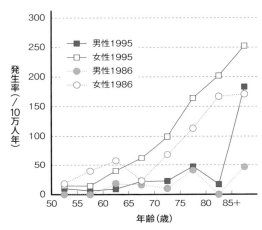

〔図1〕上腕骨近位端骨折の発生率
(Hagino H, et al：Bone, 24：265-270, 1999をもとに作成)

骨折分類

上腕骨近位部骨折の分類はNeer（ニアー）分類を用いて分類することが多い[5]．Neer分類では，骨折の転位と骨片の数で分類している．

治療方針に役立つ分類でもある〔図2〕．

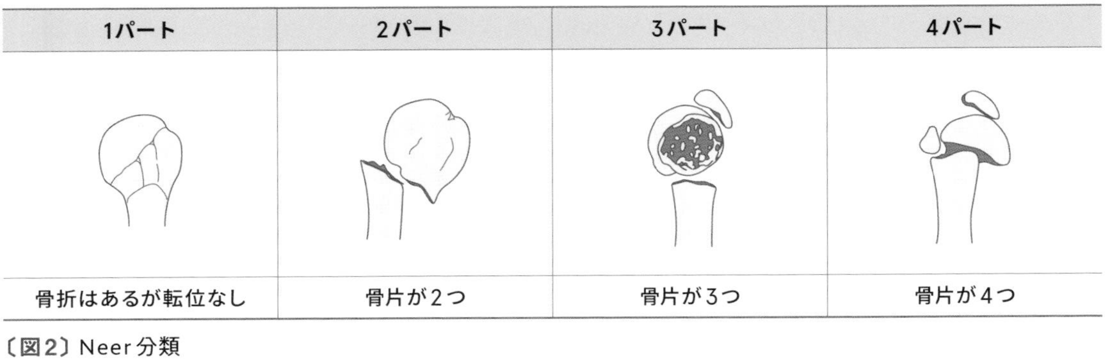

1パート	2パート	3パート	4パート
骨折はあるが転位なし	骨片が2つ	骨片が3つ	骨片が4つ

〔図2〕Neer分類
(Neer CS 2nd：Displaced proximal humeral fractures. Part1. Classification and evaluation J Bone and Joint Surg Am 52：1077-1069, 1970を引用・改変)

第**3**章 ロコモティブシンドロームを構成する因子

治療法

Neer分類の2パート骨折であれば，保存治療か髄内釘の適応である．2パート骨折では保存治療でも成績は良好である[6]．髄内釘の手術も低侵襲でよい手術であり，早期に可動域訓練が行えるため，成績は良好である〔図3-a〕[7]．

3パート骨折では大結節が転位しているため，手術加療を行うことが多い[8]．手術はプレート（plate）固定を行い，大結節を整復し固定することが重要である〔図3-b〕．

4パート骨折になると骨頭壊死のリスクが増すため，人工骨頭手術を以前は行っていた．しかし人工骨頭は痛みは取れるが挙上困難になることがしばしばあるため，最近ではReverse型人工肩関節置換術を行うこともある〔図3-c〕[9]．

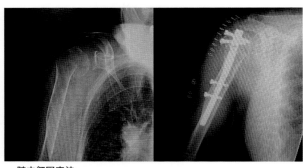

a. 髄内釘固定法

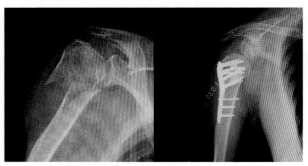

b. プレート固定法

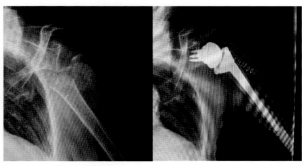

c. Reverse型人工肩関節

〔図3〕上腕骨近位端骨折の治療方法

リハビリテーション

　受傷直後や術後は痛み，とくに夜間の痛みを訴えることが多いため，NSAIDs の使用や，寝る姿勢などの調整（ベッドを起こす，肘の下に枕を入れる）を行うことも重要である．

　リハビリテーションでは振り子運動や他動運動などで可動域を拡げる訓練を行うが，この場合でも痛みを取ることが重要で，可動域が悪いからといって，無理に強制して動かす動作はむしろ逆効果である．また，肩関節の安定には腱板が非常に重要なため，腱板をきかせるようなリハビリテーションが重要である．

略語 **NSAIDs** 非ステロイド性抗炎症薬：
non-steroidal anti-inflammatory drugs

引用・参考文献

1 ） Hagino H, et al：Changing incidence of hip, distal radius, and proximal humerus fractures in Tottori Prefecture, Japan. Bone 24(3)：265-270, 1999.
2 ） 築谷康人，萩野浩：脆弱性骨折の疫学．MB Orhtop 29：5-8, 2016.
3 ） Oinuma T, et al：Secular change of the incidence of four fracture types associated with senile osteoporosis in Sado, Japan：the results of a 3-year survey. J Bone Miner Metab　28：55-59, 2010.
4 ） 藤原佐枝子：疫学（国際比較を含む）．The Bone 3：177-181, 2007.
5 ） Neer CS 2nd：Displaced proximal humeral fractures. J Bone and Joint Surg Am 52：1077-1089, 1970.
6 ） Hauschild O, et al：Operative versus non-operative teatment for two-part surgical neck fractures of the proximal humerus. Arch Orthop Trauma Surg 133：1385-1393, 2013.
7 ） Shukla DR, et al：Hemiarhtroplastyversus reverse shoulder arthroplasty for treatment of proximal humeral fractures：a meta-analysis. J Shoulder Elbow Surg 25：330-340, 2016.
8 ） Dilisio MF, et al：Intramedullary nailing of the proximal humerus：evolution, technique, and results. J Shoulder Elbow Surg 25：e130-138, 2016.
9 ） Hirschmann MT, et al：Clinical longer-term results after internal fixation of proximal humerus fractures with a locking compression plate (PHILOS)．J Orthop Trauma 25：286-293, 2011.

第**3**章 ロコモティブシンドロームを構成する因子

❹ 脊椎外傷（頚椎外傷, 胸腰椎外傷）

頚椎外傷

　頚椎骨折とそれを伴う頚髄損傷, 骨折などの頚椎損傷がなくても起こる非骨傷性頚髄損傷がある. 単純X線, CTで骨の評価を行い, MRIで軟部組織や脊髄の状況を評価する.

1.上位頚椎損傷（C1〜C2）〔図1〜3〕

　上位頚椎であるC1, C2レベルでの骨折の上位頚椎外傷は通常は頭部外傷を伴ったり高エネルギー外傷で起こるが, 高齢者においては骨量の減少があったり, 関節変性を伴う場合は低エネルギー外傷でも起こる. 高齢者での骨折の割合は, 上位頚椎損傷のほうが中下位頚椎損傷より多い.

　症状は頚部痛, 後頭部痛を呈し, 脊柱管が広く頚髄損傷の頻度は低いが, この高位で頚髄損傷まで起こす場合は四肢の感覚, 運動障害だけでなく人工呼吸が必要になることがある.

　治療は救命処置を優先し, 頚椎カラーによる保存治療や不安定性を有するようであれば手術加療も考慮される.

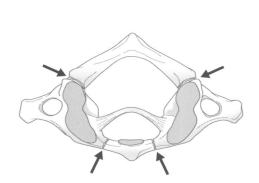

〔図1〕環椎骨折：Jefferson骨折

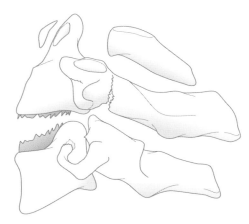

〔図2〕軸椎骨折：Hangman（ハングマン）骨折

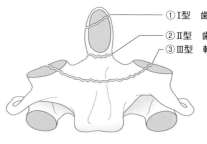

①I型　歯突起上部骨折
②II型　歯突起基部骨折
③III型　軸椎椎体部におよぶ骨折

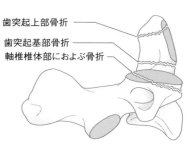

〔図3〕軸椎骨折：歯突起骨折

58

2.中下位頚椎損傷（C3〜C7）

C3からC7レベルの中下位頚椎損傷では変性を伴った頚椎における非骨傷性頚髄損傷や椎体骨折，脱臼を伴う頚椎損傷が問題となる．

頚髄損傷を起こすと症状は頚部痛に加え，損傷髄節以下の感覚，運動障害や自律神経障害による徐脈，消化器障害，排尿障害が起こりえる．

脊髄損傷の麻痺の程度はFrankel（フランケル）分類〔表1〕，ASIA分類〔表2〕などで分類する．

治療は救命処置を優先し，頚椎カラーによる保存治療や不安定性や強い脊髄の圧迫がある場合は手術加療が選択される．リハビリテーションによる機能回復も重要な要素となる．

〔表1〕Frankel（フランケル）分類

A：Complete〔完全麻痺〕	損傷高位以下の運動知覚完全麻痺
B：Sensory only〔知覚のみ〕	運動完全麻痺で，知覚のみある程度保存
C：Motor useless〔運動不全〕	損傷高位以下の筋力は少しあるが，実用性がない
D：Motor useful〔運動あり〕	損傷高位以下の筋力の実用性がある 補助具の要否に関わらず歩行可能
E：Recovery〔回復〕	筋力弱化なく，知覚障害なく，括約筋障害なし 反射の異常はあってもよい

〔表2〕ASIA分類

A（完全）	仙髄領域（S4〜S5）に知覚または運動機能が残存していない．
B（不全）	仙髄領域（S4〜S5）を含む神経学的損傷レベルより下位に知覚は残存しているが，運動機能は残存していない．
C（不全）	神経学的損傷レベルより下位に運動機能は残存しているが，Key muscleの半数以上がManual Muscle Test（MMT）3未満である．
D（不全）	神経学的損傷レベルより下位に運動機能は残存し，Key muscleの半数以上がMMT3以上である．
E（正常）	知覚・運動機能は正常である．

胸腰椎外傷

1.椎体骨折（圧迫骨折，破裂骨折）

胸腰椎の脊椎外傷では，高エネルギーで起こる脱臼骨折や骨粗鬆症をベースとして比較的低エネルギーでも起こる椎体骨折（圧迫骨折，破裂骨折）が代表的である．椎体の前方部分の損傷を有するのが圧迫骨折で，椎体の前方部分に加え，椎体後壁損傷を有するのが破裂骨折である〔図4〕．

骨粗鬆症性の椎体骨折は骨粗鬆症に起因する最も頻度の高い骨折であり，基本的には保存治療が優先される．ただ，保存治療がうまくいかず，骨癒合を得られない場合には疼痛が残存し，さらに後弯変形や神経症状を呈する場合が生じQOLが低下する．

 略語 QOL 生活の質：quality of life

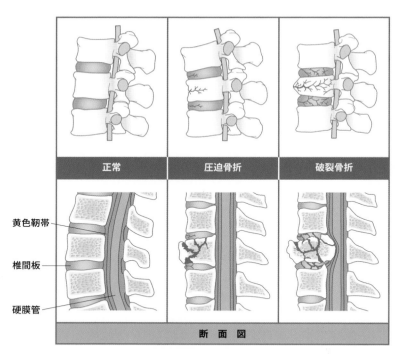

〔図4〕正常な脊椎と椎体骨折（圧迫骨折，破裂骨折）

図中のラベル：
- 正常
- 圧迫骨折
- 破裂骨折
- 黄色靭帯
- 椎間板
- 硬膜管
- 断面図

2.臨床症状

臨床症状としては骨折部，もしくは骨折部より少し離れた場所での疼痛があり，体動で増悪する．明らかな受傷機転がない場合もある．

3.診断

単純X線写真2方向に加え，陳旧性かどうか，軽微な骨折などX線写真だけではわかりにくい場合にはMRIなどを追加すると診断率は向上する．椎体骨折の予後不良因子としてもMRIは有用であり，T2強調画像低信号広範型やT1強調画像の低信号全体型などが挙げられている．

鑑別すべき疾患としては腰痛，背部痛を呈する他科疾患や脊椎腫瘍，感染の鑑別が重要である．

4.治療

不安定性を有する脱臼骨折は脊椎の安定を図る脊椎固定術が選択される．椎体骨折の中では圧迫骨折はコルセットなどの装具による保存治療が優先されるが，神経症状を伴う場合や，保存加療で改善しない場合には手術加療も考慮される．

引用・参考文献

1） 松山幸弘編：若手医師のための脊椎外傷の診断・保存的治療・手術，メディカ出版，2018．

2） 土屋弘行ほか：今日の整形外科治療・指針 第8版，医学書院，2016．

第3章 ロコモティブシンドロームを構成する因子

9. サルコペニア

病 態

　サルコペニアは，加齢にともなう骨格筋の減少に着目した概念である．ギリシア語で，「筋肉」を表すサルクス（sarx）と，「減少・喪失」を意味するペニア（penia）を組み合わせた造語として提唱された[1]．

　加齢による筋量減少（筋萎縮）の特徴としては，上肢より下肢により顕著で，下肢の中では，下腿よりも大腿で[2]，大腿では，後面よりも前面（すなわち大腿四頭筋）でより顕著に生じる[3]．

　廃用による筋萎縮との違いは廃用では急速かつ程度が激しいが回復が容易で，遅筋で優位であるのに対して，加齢による筋萎縮では長い間に緩やかに進み，回復は困難で，速筋の減少が著しい〔**表1**〕[4]．また加齢にともない筋肉の脂肪化が進むことが知られている[5]．

　サルコペニアの発生や進行の機序としては，低栄養（タンパク質やビタミンD不足など），性ホルモンの変化，IL-6，TNF-αなどの炎症性サイト

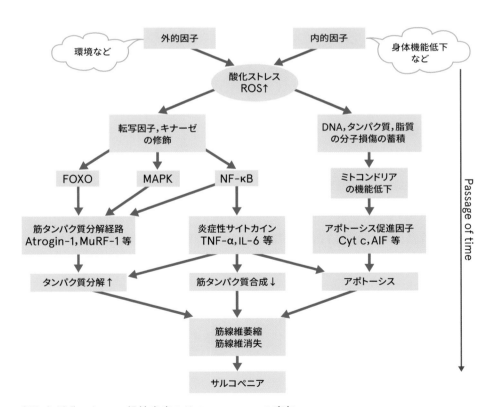

〔**図1**〕酸化ストレス，慢性炎症のサルコペニアへの寄与

（Meng SJ, Yu LJ：Oxidative stress, molecular infiammation and sarcopenia. Int J Mol Sci 11：1509-1526, 2010を改変）

カインの亢進，インスリン抵抗性の増大，ミトコンドリアの機能障害，酸化ストレス，神経系の関与などが複雑に絡み合っていると考えられるが，これら因子はすべて，身体を動かす動力源である筋肉の活動が不活発な状態になることでマイナス方向に働き合い悪循環に陥り，筋再生機能低下や筋蛋白質の合成低下，分解亢進などにつながると考えられる〔図1〕[6, 7]．

〔表1〕サルコペニアと廃用性筋萎縮の相違点

	廃用性筋萎縮	サルコペニア
原因	無重力	加齢
時間経過	急性	慢性
程度	激しい	緩やか
回復	可逆的	不可逆的
萎縮しやすい筋肉	遅筋	速筋

症 状

症状としては，筋力の低下，歩行速度の低下，疲れやすい，転倒しやすい，などであるが，その他感染などの抵抗力の低下，インスリン抵抗性の低下なども挙げられる〔図2〕．

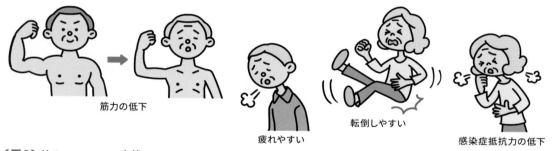

筋力の低下

疲れやすい

転倒しやすい

感染症抵抗力の低下

〔図2〕サルコペニアの症状

評価および診断

筋量評価としては，四肢の骨格筋量を身長の2乗で除した骨格筋指数（SMI）〔図3〕が一般的には用いられる．

1.さまざまな評価基準

2010年に発表されたEWGSOPのコンセンサス[8]以降は，筋量（SMI）のみではなく，筋力（握力），身体機能（歩行速度）の3つによりサルコペニアの判定がされてきている〔図4〕．

2014年，アジアの診断アルゴリズムが発表された[9]．2018年のヨーロッパのグループの改訂（EWGSOP2）では筋肉の量ばかりでなく質についても評価することが提唱されている[10]．なお，筋質の評価法としては，CT，MRI，超音波，BIA法によるPhase angleなどが挙げられるが，現状では研究目的で行われる場合が多い．

略語
SMI 骨格筋指数：skeletal mass index
EWGSOP European Working Group on Sarcopenia in Old People
BIA法 生体電気インピーダンス法：bioelectrical impedance analysis

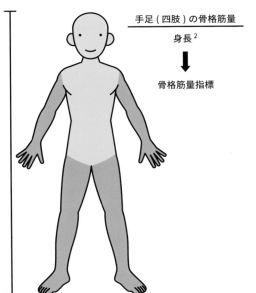

手足(四肢)の骨格筋量 / 身長²

↓

骨格筋量指標

〔図3〕骨格筋指数(SMI)

骨格筋量指標(kg/m²)＝四肢筋量/身長²

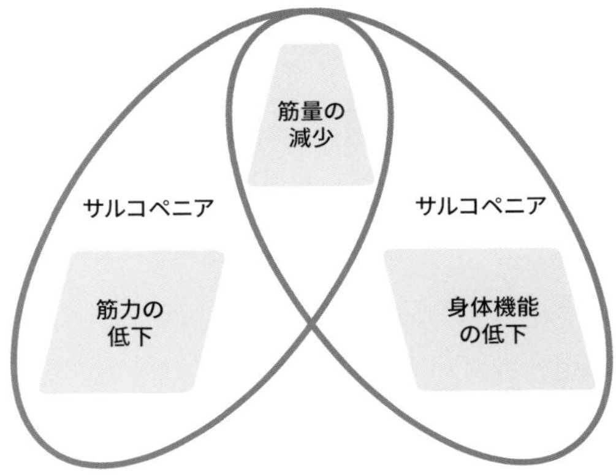

〔図4〕サルコペニアの判定

サルコペニア　筋量の減少　サルコペニア

筋力の低下　　身体機能の低下

EWGSOP (European Working group on Sarcopenia in old people) からのコンセンサスレポート (Cruz-Jentoft AJ, et al. Age and Ageing 2010) にてサルコペニアの判定には，筋量のみでなく，筋力や身体機能も反映すべきとされた.

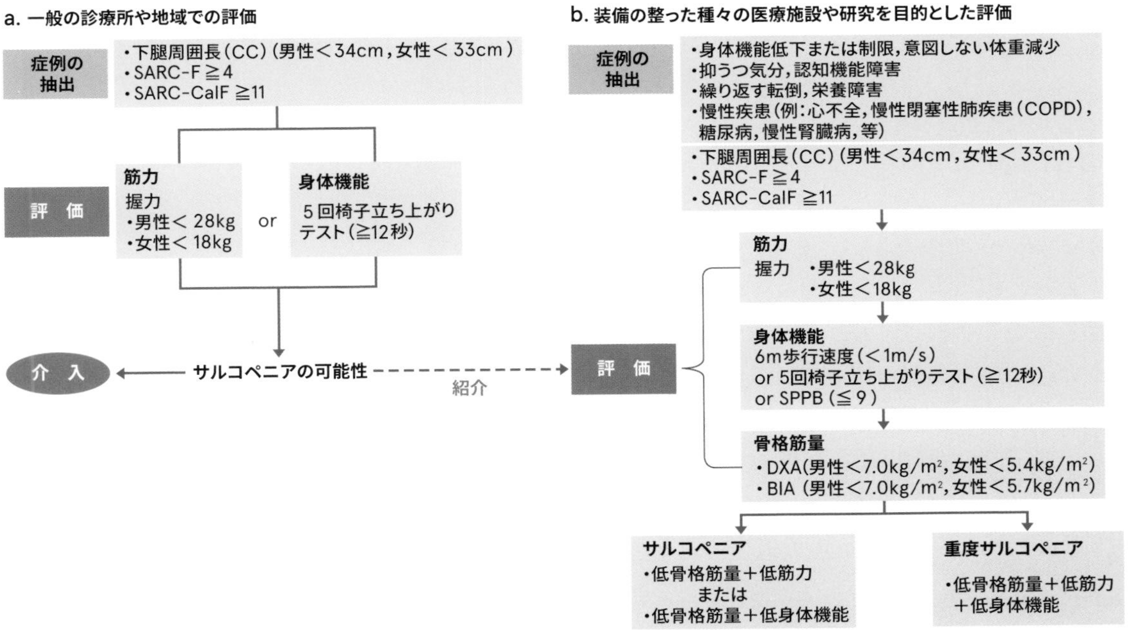

a. 一般の診療所や地域での評価

症例の抽出
- 下腿周囲長(CC)(男性＜34cm，女性＜33cm)
- SARC-F ≧4
- SARC-CalF ≧11

評価
筋力 握力
- 男性＜28kg
- 女性＜18kg
or
身体機能
5回椅子立ち上がりテスト(≧12秒)

介入 ← サルコペニアの可能性 ------ 紹介 ------>

b. 装備の整った種々の医療施設や研究を目的とした評価

症例の抽出
- 身体機能低下または制限，意図しない体重減少
- 抑うつ気分，認知機能障害
- 繰り返す転倒，栄養障害
- 慢性疾患(例:心不全,慢性閉塞性肺疾患(COPD)，糖尿病,慢性腎臓病,等)
- 下腿周囲長(CC)(男性＜34cm，女性＜33cm)
- SARC-F ≧4
- SARC-CalF ≧11

評価

筋力 握力
- 男性＜28kg
- 女性＜18kg

身体機能
6m歩行速度(＜1m/s)
or 5回椅子立ち上がりテスト(≧12秒)
or SPPB (≦9)

骨格筋量
- DXA(男性＜7.0kg/m²,女性＜5.4kg/m²)
- BIA (男性＜7.0kg/m²,女性＜5.7kg/m²)

サルコペニア
- 低骨格筋量＋低筋力
  または
- 低骨格筋量＋低身体機能

重度サルコペニア
- 低骨格筋量＋低筋力＋低身体機能

〔図5〕AWGS2019によるサルコペニア診断基準

(Chen LK, Woo J, Assantachai P, Auyeung TW, et al. Asian Working Group for Sarcopenia: 2019 Consensus Update on Sarcopenia Diagnosis and Treatment. J Am Med Dir Assoc. 21(3):300-307, 2020)

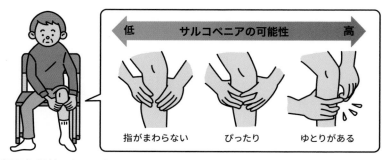

〔図6〕指輪っかテスト
両手の親指と人差し指で輪をつくり，ふくらはぎの最も太い部分を力を入れずに軽く指で囲んでみる．

2. わが国の評価基準と診断

現在わが国での診断は，2019年に改訂されたアジア人用の診断アルゴリズム（AWGS2019）[11]に従って行う〔図5a, b〕．AWGS2019では，骨格筋量の測定ができない一般の診療所や地域において，サルコペニアの可能性のある人を早期に特定するための基準と，病院や研究施設など骨格筋量が測定できる場合に分けられる．

1）骨格筋量が測定できない施設での評価

地域・プライマリケア現場では〔図5a〕，下腿周囲長などによるスクリーニングで低値を認めた場合に，握力，5回椅子立ち上がりテストにて筋機能を測定し，いずれかが低下している場合，サルコペニア（可能性あり）と診断される．この基準を満たす例に対し，生活習慣への介入と関連する健康教育が推奨されるのと同時に，確定診断のために病院への紹介も奨励される．

2）骨格筋量の測定可能な施設での評価

骨格筋量の測定可能な施設では〔図5b〕，DXA（DEXA）法やBIA法にて四肢の骨格筋量を測定する．

低骨格筋量のカットオフ値はDXAでは男性で7.0kg/m²未満，女性で5.4kg/m²未満，BIAでは，男性で7.0kg/m²未満，女性で5.7kg/m²未満である．握力は，男性は28kg未満，女性は18kg未満が低筋力の基準である．

身体機能のテストとしては，6メートル通常歩行，SPPB，5回の椅子立ち上がり時間に基づいて，身体機能の低下を定義する．身体能力の低下とされる，それぞれのカットオフ値は，通常歩行速度は1.0m/秒未満，SPPBは9点以下，5回の椅子立ち上がり時間は12秒以上である．筋量の評価については簡易な方法として指輪っかテスト〔図6〕も用いられる[12]．

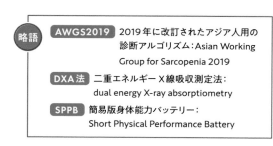

略語		
AWGS2019	2019年に改訂されたアジア人用の診断アルゴリズム：Asian Working Group for Sarcopenia 2019	
DXA法	二重エネルギーX線吸収測定法：dual energy X-ray absorptiometry	
SPPB	簡易版身体能力バッテリー：Short Physical Performance Battery	

治療

現状では，有効な薬物治療はない．運動，タンパク質（必須アミノ酸）摂取，またはこれらの併用介入が有用とされている．

1.運動

運動としては，レジスタンス運動が有効で[13,14]，負荷量だけでなく「反復して行う」，「運動を継続する」，という点に配慮する．最大挙上重量（1RM）の70～80％の高負荷で実施するのが理想であるが，低負荷でも反復することで効果が得られる[15～17]．レジスタンス運動の効果は，比較的短期間で失われるため，「低負荷で繰り返す反復運動を長期に実施する」ことが重要である．

 略語 **1RM** 最大挙上重量：one repetition maximum

2.アミノ酸・タンパク質摂取

アミノ酸・タンパク質摂取については，運動後1～2時間後には筋タンパク合成が促進される．運動直後にアミノ酸を摂取した場合には高齢者でも比較的早期に良好な反応が得られる．

タンパク質摂取は3食均一に保つことが推奨される．朝食時のタンパク摂取量が不足しがちで，3食のバランスを整えながら1日あたりのタンパク質摂取量も増加させることを心がけるべきである[18]．タンパク質摂取量の目安としては，筋肉の減少と筋力低下を予防するために体重（kg）あたり1g/日以上のタンパク質の摂取が推奨される[19]．

引用・参考文献

1) Rosenberg IH：Epidemiologic and methodologic problems in determing nutritional of older persons. Am J Clin Nutr 50 (Suppl)：1231-1233, 1989.
2) 山田陽介ほか：15～97歳日本人男女1006名における体肢筋量と筋量分布. 体力科学 56 (5)：461-471, 2007.
3) Kasai T, et al：Sex- and age-related differences in mid-thigh composition and muscle quality determined by computed tomography in middle-aged and elderly Japanese. Geriatr Gerontol Int 15(6)：700-706, 2015.
4) 河野尚平，二川健：特集 ロコモティブシンドローム 運動器科学の新時代，運動器疾患の基礎，サルコペニアの発症メカニズム――廃用性筋萎縮との類似点と相違点から. 医学のあゆみ 236 (5)：535-539, 2011.
5) Visser M, et al：Muscle mass, muscle strength, and muscle fat infiltration as predictors of incident mobility limitations in well-functioning older persons. J Gerontol A Biol Sci Med Sci 60 (3)：324-333, 2005.
6) 松井康素：サルコペニアの病態，成因. Clinical Calcium 27 (1)：45-53, 2016.
7) Meng SJ, et al：Oxidative stress, molecular infiammation and sarcopenia. Int J Mol Sci 11：1509-1526, 2010.
8) Cruz-Jentoft AJ, et al：European consensus ondefinition and diagnosis：Report of the European Working Group on Sarcopenia in Older People. Age Ageing 39 (4)：412-423, 2010.
9) Chen LK, et al：Sarcopenia in Asia：consensus report of the Asian Working Group for Sarcopenia. J Am Med Dir Assoc 15 (2)：95-101, 2014.
10) Cruz-Jentoft AJ, et al：Sarcopenia：revised European consensus on definition and diagnosis. Age Ageing, 2018.
11) Chen LK, et al：Asian Working Group for Sarcopenia：2019 Consensus Update on Sarcopenia Diagnosis and Treatment. J Am Med Dir Assoc 21 (3)：300-307. e2, 2020.

12) Tanaka T, et al："Yubi-wakka" (finger-ring) test: A practical self-screening method for sarcopenia, and a predictor of disability and mortality among Japanese community-dwelling older adults.Geriatr Gerontol Int 18 (2)：224-232, 2018.
13) Yoshimura Y, et al：Interventions for Treating Sarcopenia：A Systematic Review and Meta-Analysis of Randomized Controlled Studies. J Am Med Dir Assoc 18 (6)：553. e1-553. e16, 2017.
14) Bao W, et al：Exercise Programs for Muscle Mass, Muscle Strength and Physical Performance in Older Adults with Sarcopenia：A Systematic Review and Meta-Analysis. Aging Dis 23；11 (4)：863-873, 2020.
15) 山田実：介護予防における疫学. 理学療法学 43(Suppl-1)：13-15, 2016.
16) Garber CE, et al：American College of Sports Medicine position stand. Quantity and quality of exercise for developing and maintaining cardiorespiratory, musculoskeletal, and neuromotor fitness in apparently healthy adults：guidance for prescribing exercise. Med Sci Sports Exerc 43：1334-1359, 2011.
17) Csapo R, et al：Effects of resistance training with moderate vs heavy loads on muscle mass and strength in the elderly：A meta-analysis. Scand J Med Sci Sports 26：995-1006, 2016.
18) 国立研究開発法人国立長寿医療研究センター：健康長寿教室テキスト 第2版. https://www.ncgg.go.jp/ri/news/documents/chojutext_2020.pdf（2021年9月10日検索）
19) 日本サルコペニア・フレイル学会，国立長寿医療研究センター：サルコペニア診療ガイドライン2017年版 一部改訂（サルコペニア診療ガイドライン作成委員会編），p.34-35，ライフサイエンス出版，2020.

第**3**章 ロコモティブシンドロームを構成する因子

10. 運動器の痛み

　痛みは"5番目のバイタルサイン"と呼ばれるほど，患者にとって重大な症状である．国際疼痛学会による定義では「組織損傷が実際に起こった時，あるいは起こりそうな時に付随する不快な感覚および情動体験，あるいはそれに似た不快な感覚および情動体験」とされる．

　すなわち痛みは体験なので，あくまで主観である．そのため他のバイタルサインに比して未だに客観的評価が困難である．

痛みの要素

　痛みは侵害受容性疼痛，神経障害性疼痛，痛覚変調性疼痛（nociplastic pain）の要素が知られている〔**表1**〕．

　侵害受容性疼痛は生体が外からの刺激や攻撃に対応するための防御システムの一つである．機械的・化学的・熱など各種の刺激に対して様々な受容器で感知し，その信号は感覚神経系を介して脳にいたる．侵害受容性疼痛は生理的な痛みであるとともに，運動器疼痛の大多数を占める痛みで，炎症を伴うことも多い．

　侵害受容性疼痛がない，痛みを感知しない病態としてシャルコー関節がよく知られている．糖尿病による末梢神経障害にともない関節に過度な負荷がかかり高度の関節破壊をきたすことが知られている．また，この疼痛経路には多くの投射路があり，痛みの強さや部位を弁別する経路以外にも，情動を引き起こす経路があり，痛みの体験には漠然としたうつや不安が伴うことになる〔**図1**〕．

　神経障害性疼痛と痛覚変調性疼痛は病的痛みであり，痛みが強く難治性である．

　神経障害性疼痛は四肢切断による幻肢痛や帯状疱疹後痛，外傷などを契機に発症するカウザルギーなどの複合性局所疼痛症候群（CRPS）typeⅡなどが代表的で，感覚神経の損傷で起こる神経

〔**表1**〕痛みの要素

- ・侵害受容性疼痛
- ・神経障害性疼痛
- ・痛覚変調性疼痛（Nociplastic pain）
- ・影響因子（心理社会的要因）
  - ー成育歴
  - ー情動・心理状態
  - ー性格特性
  - ー社会環境

痛から推測された病態である．「体性感覚神経系の病変や疾患によって引き起こされる疼痛」と定義されている．

　nociplastic painはもっとも新しい概念で，日本名が9月に「痛覚変調性疼痛」となった．脳を含めた痛み回路の賦活化，すなわち感作によって痛みの閾値低下や複数部位の痛みが生じると考えられている．

　侵害受容性疼痛，神経障害性疼痛，痛覚変調性疼痛いずれも単独で生じていることは稀であり，腰痛患者や変形性関節症において神経障害性疼痛や痛覚変調性疼痛という病的痛みの要素を含む患者が少なくないことには注意を要する．さらに，さまざまな心理社会的要因によって痛みは増幅し，遷延，そして慢性化をきたすこともある．

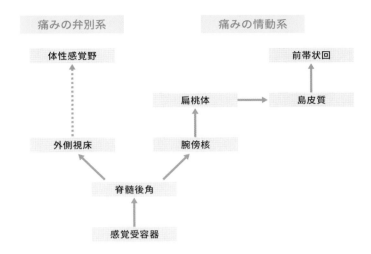

〔図1〕痛みで生じる不快情動

・痛みの弁別系では痛み信号は末梢の感覚受容器から脊髄を経て，一部は視床を経て体性感覚野に届く．痛みの生じた部位などの情報で，適切な防御行動を取るために用いられる．
・痛みの情動系は原始的な回路で，扁桃体を中心に情動を刺激し，"このままではマズイ"や"もうダメだ"という気分をもたらす．

略語 **CRPS** 複合性局所疼痛症候群：complex regional pain syndrome

運動器の痛みの特徴

運動器の痛みは身体の愁訴で最も多く，国民生活基礎調査の症状別有訴者率では男性では腰痛が，女性で肩こり，腰痛，そして手足の関節痛が多い．

中年以降では慢性炎症により運動器の組織変性が進むと軟骨損傷や椎間板障害が生じる．それにより本来感覚神経の乏しい領域にまで感覚受容器が到達し，運動に伴う痛み信号が発生しやすくなる．さらに四肢・脊椎の変形により荷重軸が偏位することで力学的過負荷も加わりやすくなるため，さらに痛み信号が増強する．局所の炎症が強いと持続的な痛みになることもあるが，運動器の痛みは関節の動きや荷重に伴う場合が特徴的である．

ロコモティブシンドロームとの関連

運動器の痛みは運動量の低下に直結する．痛みは情動に作用し，不安やうつ状態を呈しやすく，患者の心身両方に悪影響をもたらすため，スポーツや社会活動を行う意欲が乏しくなりやすい．さらに痛みが強くなると良質な睡眠を妨げる場合もある．

運動器は動かし続けることでその機能を維持できる．ギプスなどの不動状態で明らかなように，運動量の低下は関節可動域の低下とともに筋萎縮を引き起こす．運動器の痛みは移動機能の低下，

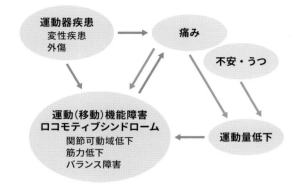

〔図2〕運動器の痛みとロコモ
・運動器の変性疾患や骨折などは痛みや運動機能障害を引き起こし，これらは治療が終了しても残存するものも少なくない．
・痛みとそれに付随する情動だけでなく，運動に伴う痛みは運動に対する恐怖も引き起こし運動量の低下につながる．そのため一層の運動機能低下や移動機能低下が生じる．後者こそロコモティブシンドロームである．

すなわちロコモティブシンドロームが進行する主因の一つであるとともに[1]，運動機能が低下することにより痛みが悪化するという悪循環が生じたり，痛みと運動機能低下が同時進行する状況が生まれる〔図2〕．

運動器の痛みへの対応

　急性期の外傷や炎症の強い時期には過度の運動負荷を避けるとともに，非ステロイド性抗炎症薬（NSAIDs）などの薬物治療を加える．

　慢性期には運動器の障害に対して中程度までであれば運動療法が主体となり，治療の基盤に置くべきである．感作による疼痛閾値の低下や繰り返す炎症など病態によって薬物療法や局所へのインターベンショナル治療，手術治療が必要となることもある．また心理社会的要因が強い場合には認知行動療法や患者教育が重要となる．

 NSAIDs 非ステロイド性抗炎症薬：non-steroidal anti-inflammatory drugs

引用・参考文献
1 ） Chiba D, et al：Lumbar spondylosis, lumbar spinal stenosis, knee pain, back muscle strength are associated with the locomotive syndrome：Rural population study in Japan. J Orthop Sci 21（3）：366-372, 2016.

11. がんロコモ

がん患者に生じるロコモティブシンドローム

がんの疫学

がんの罹患数は，人口の高齢化に伴い戦後一貫して増加している．1985年のがん罹患患者数は33万1,000人であったが，2018年は980,856例（男性558,874例，女性421,964例*）と，この30年で3倍に増加しており〔**図1**〕，一生の間にがんと診断される確率は，男性で65.0%，女性で50.2%である[1]．

とくに罹患率が高いのが，男性は前立腺癌，胃癌，大腸癌，肺癌（それぞれ約10%の罹患率），女性は乳癌（10.9%），大腸癌（8.0%），肺癌（4.9%），胃癌（4.7%）である．一方，2019年にがんで死亡したのは376,425人で，がんで死亡する確率は，男性で26.7%（4人に1人），女性で17.8%（6人に1人）である[1]．

がん患者が増加しているのは，生活習慣が変化していることも影響しているが，主にがんになりや

すい高齢者が増加していることが原因である．**図2**からわかるように，がん患者は高齢者が多い．

がん罹患数が増加する一方，診断技術の進歩，分子標的薬や新しい免疫療法の登場などにより，がんの5年相対生存率は15年間で10%以上改善した〔**表1**〕[1]．手術などにより根治する患者が増えただけではなく，遠隔転移があるステージIVの進行がん患者の生存率も15年間で10.3%から15.7%へと改善している．

がんに罹患しても長期に生存できる患者が増加しており，生きている期間，いかに今まで通りの生活を送るか，日常生活動作（ADL）や生活の質（QOL）を維持するか，がますます重要になる．

国の施策としても，2006年6月のがん対策基本法でがん患者の療養生活の質の維持・向上が目標の一つに設定された．さらに，2016年12月

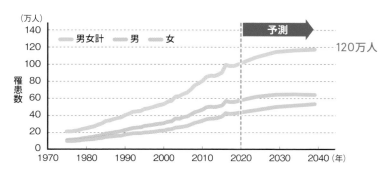

〔**図1**〕がん罹患数年次推移
（国立研究開発法人国立がん研究センターがん対策情報センター：がん情報サービス，将来推計．
http://ganjoho.jp/reg_stat/index.html（2021年10月26日検索）をもとに作成）

＊性別不詳があるため，男女の合計が総数に一致しない

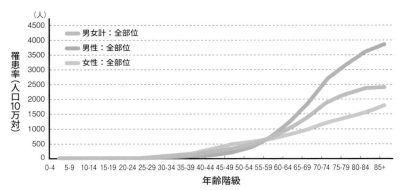

〔図2〕年齢階級別がん罹患率（全国推計値2015年）

（国立研究開発法人国立がん研究センターがん対策情報センター：がん情報サービス，がん統計.
http://ganjoho.jp/reg_stat/index.html）

〔表1〕がん患者の5年相対生存率（％）

診断年	1993-1996	1997-1999	2000-2002	2003-2005	2006-2008	2009-2011
男性	48.9	50.0	53.1	55.4	59.1	62.0
女性	59.0	59.8	61.7	62.9	66.0	66.9
男女合計	53.2	54.3	56.9	58.6	62.1	64.1
ステージIV	10.3	10.1	10.7	11.8	13.6	15.7

（国立研究開発法人国立がん研究センターがん対策情報センター：がん情報サービス，がん統計. 3. 生存率 5年相対生存率（1993年〜2011年診断例）推移データ（性別）の全がん部分を抜粋して作成. http://ganjoho.jp/reg_stat/index.html（2021年10月15日検索））

には改正がん対策基本法により，がん患者が円滑な社会生活を営むことができる社会環境の整備，良質なリハビリテーションの確保，家族の生活の質の維持向上，雇用の継続などが目標として掲げられ，がん患者のQOLの改善が求められるようになった.

 略語

| ADL | 日常生活動作：activities of daily living |
| QOL | 生活の質：quality of life |

歩けること，動けることとQOL

QOLとは患者の主観的なものであり，本来決まった尺度で測ることができない. しかし，客観的な指標を作るためには，便宜上いくつかの質問からQOLを推測する必要がある.

QOLを評価する代表的な指標としてEQ-5D（EuroQOL 5 dimensions）があるが，これは，①移動の程度，②身の回りの管理，③ふだんの活動，④痛み/不快感，⑤不安/ふさぎ込み，の5つの要素を，患者自身でそれぞれ3または5段階で評価することで0〜1点の効用値に換算される. 上記①〜③は運動器に関わる質問であり，運動機能がQOLを決める大きな要因とされていることがわかる. また，動けることで自宅で生活できればQOLの維持につながる.

がんロコモとは？

がんロコモとは，簡単に言うと，がん患者に生じるロコモティブシンドロームであり，運動器の障害が原因でがん患者の移動能力が低下した状態をさす．がんロコモは主に3つの病態に分けられる〔図3〕．

1.がんによる運動器の問題

がんが運動器に発生することで生じる運動器の問題として代表的なものに骨転移がある．正確な統計はないが，がんで死亡する患者の3割以上，年間10〜20万人程度で骨に転移を生じる．骨転移を生じると，腫瘍から放出されるサイトカイン等によって疼痛を生じたり，骨が破壊されて骨折を生じたり，腫瘍が脊髄や末梢神経を圧迫することによって麻痺や疼痛を生じたりする．

骨転移により骨折や麻痺のリスクが高い場合，もしくは骨折や麻痺を生じた場合には，移動能力を維持することを目的として，手術や放射線治療を検討する〔図4〕．一般的には，手術や放射線

がんによる
運動器の問題

✓骨転移
（痛み・骨折・麻痺）
✓骨軟部肉腫

がんの治療による
運動器の問題

✓筋力低下
✓骨・関節障害
✓続発性骨粗鬆症
✓末梢神経障害

がんと併存する
運動器疾患の進行

✓変形性膝関節症
✓腰部脊柱管狭窄症
✓骨粗鬆症

「がん」が影響し運動機能が低下した状態

〔図3〕がんロコモの病態

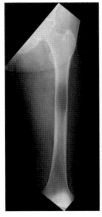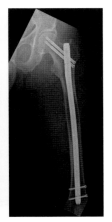

〔図4〕手術・放射線治療の例：74歳男性，肝細胞癌大腿骨転移

・大腿骨骨幹部に溶骨像があり骨皮質の菲薄化がみられる．
・骨折リスクが高いと判断し，髄内釘を挿入し，創部が治癒してから放射線治療を行った．
・術後1年間，荷重制限なく歩行可能であった．

第3章 ロコモティブシンドロームを構成する因子

治療は，局所のがんの根治をめざすものではなく，腫瘍が残っていてもよいので，生きている間のADLを保つことができるように，骨折や麻痺を予防・治療することを目的として行う．

2.がんの治療による運動器の問題

がん治療による運動器の障害としては，まずは抗がん薬による末梢神経障害が挙げられる．さらに，放射線治療による神経炎，脆弱性骨折，関節拘縮，原発性骨軟部腫瘍（肉腫）の手術による運動機能の低下，等も生じる．また，治療によりベッド上で過ごす時間が長くなると，体力や筋力が低下する．健常者であってもベッド上に10日間寝ているだけで15%筋力が低下するとの報告もあり[2]，これらを放置すると，「立つ」「歩く」といった基本的な運動機能が低下する．

これらの症状に対しては，原因を明らかにし，原因の除去，症状を緩和させる治療，リハビリテーション治療等を行う．

3.がんと併存する運動器疾患の進行

前述の通り，がん患者は高齢者が多い．つまり，がんと関係のない運動器の障害，通常のロコモが併存している可能性が高い．

がん患者で，変形性膝関節症や腰部脊柱管狭窄症，骨粗鬆症などが併存していると，体力や筋力の低下とともにこれらの症状が悪化し，ロコモになる可能性がある．

これらの症状に対しては一般的な整形外科的な治療を行うが，生命予後やがん治療のスケジュールを考慮しながら，人工関節などの手術を考慮することもある．

4.がんロコモ進行による弊害

ロコモが進行すると，日常生活動作に支障を来し，社会参加が制限され，さらに悪化すると要介護状態になるが，がん患者の場合には，さらにがんの治療を継続できなくなるリスクがある．

がんの全身治療の適応を決める重要な要素の一つとして，ECOG-PS（Eastern Cooperative Oncology Group Performance Status）が挙げられる〔表2〕．

一般的にPS 0-2の患者が化学療法の適応になり，PSが悪化すると全身治療の適応から除外されることが多い．また，外来通院が可能な患者では化学療法を継続できるが，通院できないと適応外になることも多い．すべての化学療法が有効とは限らないが，化学療法の継続により腫瘍進行が抑制されれば，生命予後改善や，ADLのさらなる改善につながると考えられる．

〔表2〕ECOG Performance Status（PS）

Score	定義
0	無症状で社会生活可能，制限なし．
1	軽度の症状あり，肉体労働は制限を受ける．
2	歩行，身の回りのことはできる．軽労働も不可だが，日中の50%以上起居している．
3	身の回りのことはある程度可能だが，しばしば介助が必要．日中の50%以上臥床している．
4	常に介助が必要で終日就床している．

運動器管理の実際

がん患者の運動器管理を行う際には，以下に挙げる項目について把握しておく必要がある．

1. 生命予後

予後によって安静度の考え方やゴールが大きく異なるため，予後を知ることは非常に重要である．

遠隔転移があり根治を目指せない場合でも，がん種によってかなり生命予後が違う．骨転移や肺転移がある患者でも，5年以上生きられることも珍しくない．原発巣担当医に相談し，病勢，治療方針，治療効果の予測，予後などについて情報を共有する．前立腺癌のPSA，乳癌のCEAなど，腫瘍マーカーは全身の病勢を診断する助けになる．骨転移患者の場合は，予後を予測するツールとして，片桐スコア[3]が非常に有用である．

略語		
PSA	前立腺特異抗原：prostate-specific antigen
CEA	がん胎児性抗原：carcinoembryonic antigen

2. 骨転移の有無

骨転移がある患者では，骨折や麻痺を生じる可能性がある．骨転移と診断されている場合には，症状や画像をもとに骨折や麻痺を生じるリスクを判断しなければならないが，過去の画像から増大速度や，全身の病勢も確認しておくとよい．増大速度が早い病変は骨折や麻痺を生じるリスクが高いが，数か月変化がない病変はリスクが低い．

骨転移と診断されていなくても，検査が行われていないだけのこともある．がん患者が疼痛や麻痺の症状を訴えたら，主治医に報告して積極的に局所の検査を行ってもらい，骨転移の有無を調べておくべきである．骨転移は多発している可能性が高く，安静度を決めるためには，全身の骨転移を評価しておくべきである．下肢に骨転移がある場合，荷重制限を検討するのは当然だが，上肢の

骨転移により杖を使用できない場合もある．

がん種や治療ステージによって，全身治療や放射線治療による局所治療効果，局所の予後が異なることも知っておきたい．遺伝子変異陽性肺癌は，分子標的薬が著効することが多い．また，ホルモン陽性乳癌や前立腺癌，血液腫瘍は，全身治療や放射線治療が有効である．一方，腎細胞癌や甲状腺癌，肝細胞癌は放射線治療が相対的に効きにくい．

3. がんロコモの原因評価

がん患者は高齢であることが多く，一般的に腰下肢痛を生じやすい．一方，骨転移でも背部痛や下肢麻痺を生じうるし，廃用に伴う背部痛を生じることもある．原因によって，安静が必要な場合，積極的なリハビリテーション治療が必要な場合があり，疼痛や麻痺の原因を明らかにしたうえで，安静度を決定しなければならない．とくに廃用による関節の拘縮，筋筋膜性疼痛がある場合には積極的にリハビリテーション治療を行う必要がある．

疼痛や運動機能低下の原因の評価は，原則として整形外科に依頼する．原因に応じた治療を行うことで，最も効率的に運動機能を改善することができる．

4. 背景因子の評価

患者の職業，同居家族，自宅でのサポート体制，家屋状況などにより，目標となるADLが異なる．社会復帰を目指すのか，家に帰ることが目標なのか，転院するのか，などゴール設定によってリハビリテーション治療の内容が大きく変わる．さらに，外来通院でのみ全身治療が継続されることもあり，主治医と治療の目標を共有する必要がある．最期を病院で過ごすか家で過ごせるのか，は患者のQOLに大きな影響を与えるため，自宅の環境を整備することは非常に重要である．

多診療科・多職種による診療〜骨転移キャンサーボード(CB)〜

前述の評価を行うためには，多職種・多診療科による診療を行うことが望ましい．筆者らは，原発巣担当医および担当看護師，放射線科読影医および治療医，整形外科，リハビリテーション医師およびセラピスト，緩和ケア診療部，地域医療連携部など，多診療科・多職種で相談して，がん患者の運動器管理を行う場として，骨転移キャンサーボード（CB）を設立した（東京大学医学部附属病院）．

骨転移CBが実際に行っている診療内容を**表3**に示す．骨転移CBという名称だが，進行がん患者で運動器に問題が生じた際に，骨転移の有無にかかわらず運動器管理全般を行う．進行がん患者の疼痛は，器質的なものだけではなく心理的要因が関わることも多いため，緩和ケアチームによる心理サポート，疼痛管理も欠かせない．

骨転移CBを設立したことで，骨転移患者への早期介入が可能となり，骨折や麻痺を生じる前に治療を開始できる頻度が増加した．骨折や麻痺を生じる前に予防的に介入するとADLは維持されやすいことが知られている[4, 5]．さらに，症状が

ない状態で骨転移と診断することで骨折や麻痺の発生を抑制することにつながる[6]．

2012年度の骨転移CB介入患者で，退院後自宅で生活する機会があった患者は79.4％（127/160例）であった．また死亡症例の在宅看取り率は18.2％であり，悪性腫瘍患者の全国平均在宅看取り率8.3％と比較すると，最期まで自宅で生活できた患者の割合が高かった．在宅で亡くなった患者は，最終経過観察時90％以上がトイレ歩行可能であり，帰宅できない患者で歩行可能患者の割合が低かったことを考えると，自宅で過ごすためには歩けることが重要と考えられた〔**表4**〕[7]．

適切な運動器管理によりトイレまで歩くことができれば，自宅で長く過ごすことが可能となり，QOLの改善につながるものと考えられる．さらに，メンバーが集まるCB会議は月1回1時間であるが，そこで顔を合わせることで，いつでも電話やメールで患者の紹介を受け，迅速に治療方針を決定し，リハビリテーション治療，退院支援につなげることができるようになった．

〔表3〕骨転移キャンサーボードによる運動器管理

1	疼痛や麻痺の原因の鑑別
2	骨転移病変の画像評価
3	病的骨折や麻痺出現のリスク評価
4	安静度の決定
5	補装具適応の決定
6	手術・放射線治療適応の決定
7	リハビリテーション適応の決定とゴール設定
8	緩和ケアチームによる疼痛管理・心理サポート
9	地域医療連携部を介した退院支援，在宅管理体制の整備

〔表4〕骨転移患者の療養場所と歩行能力

	患者数	歩行可能割合（%）
帰宅できず病院死亡	23（16.4%）	43.5
自宅療養後病院死亡	40（28.6%）	72.5
自宅療養後在宅死亡	14（10.0%）	92.8
外来通院中	63（45.0%）	95.2
合計	140（100.0%）	80.0

（篠田裕介ほか：診療科横断的なキャンサーボード（CB）診療体制による運動器マネージメントは骨転移患者のQOL維持に有用である. 日本整形外科学会雑誌 89（10）：763-766, 2015より引用）

今後の課題

　がん診療における運動器管理の重要性は，原発巣担当医，整形外科医，リハビリテーション科医，緩和ケア診療医を含め，まだ医療関係者に十分に認知されていない. 今後，がん患者の運動器診療をチームで進めることの有用性を示すことができれば，運動器診療科への依頼件数が増え，がん患者のADLやQOLを改善することにつながる. 今後も，がん患者の運動器管理，「がんロコモ」予防の啓発を進めていきたい.

引用・参考文献

1）　国立研究開発法人国立がん研究センターがん対策情報センター：がん情報サービス，がん統計.
http://ganjoho.jp/reg_stat/index.html
2）　Kortebein P, et al: Effect of 10 days of bed rest on skeletal muscle in healthy older adults. JAMA 297（16）：1772-1774, 2007.
3）　Katagiri H, et al：New prognostic factors and scoring system for patients with skeletal metastasis. Cancer Med 3（5）：1359-1367, 2014.
4）　William GW, et al：Metastatic Disease of the Femur：Surgical Treatment, Clin Orthop Releat Res 415S：S230-244, 2003.
5）　Loblaw DA, et al：Systematic review of the diagnosis and management of malignant extradural spinal cord compression：the Cancer Care Ontario Practice Guidelines Initiative's Neuro-Oncology Disease Site Group, J Clin Oncol 23：2028-2037, 2005.
6）　Hirai T, et al：Early detection of bone metastases of hepatocellular carcinoma reduces bone fracture and paralysis. Jpn J Clin Oncol 49（6）：529-536, 2019.
7）　篠田裕介ほか：診療科横断的なキャンサーボード（CB）診療体制による運動器マネージメントは骨転移患者のQOL維持に有用である. 日本整形外科学会雑誌 89（10）：763-767, 2015.

第3章 ロコモティブシンドロームを構成する因子

第4章 ロコモティブシンドロームの評価

ロコモの評価の概説

　ロコモ提唱当時に作成した7つのロコモーションチェック（ロコチェック）に代えて，日本整形外科学会では，2013年から2つの運動機能検査に1つの自記式の質問票を加えたものを「ロコモ度テスト」とし，これによってロコモを判定することにしている．

　2015年から3つのテストそれぞれに臨床判断値を設定することにより，ロコモかどうかとその程度をロコモ度として判定することにした．2020年にロコモ度のなかに，移動機能低下が進行し，社会参加に支障をきたしている状態として，ロコモ度3を加えた．

　2つの運動機能検査の選定にあたっては，ロコモが科学的であると同時にPRの手段であることをふまえて，以下の3点にとくに留意した．

　1点目は，運動機能の低下を全年代にわたって調査できること，である．これには天井効果や床効果を示さないこと，有しないことが必須である．

　2点目は，検査でロコモが進行したと判定されたとき，介護リスクと関連するものであること，である．

　3点目は検査を体験した者に直観的にその意味が理解でき，後の行動変容につながること，である．この観点から選んだのが「立ち上がりテスト」，「2ステップテスト」であり，質問票としての「ロコモ25」である．

ロコモの詳細は3種類の「ロコモ度テスト」で行う

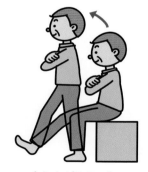

立ち上がりテスト

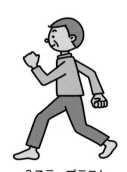

2ステップテスト

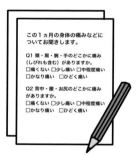

ロコモ25問診

ロコモ度テストの結果で「ロコモなし〜ロコモ度3」と判定される

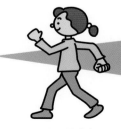

ロコモなし

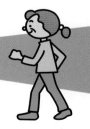

ロコモ度1

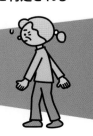

ロコモ度2

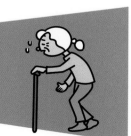

ロコモ度3

1. 立ち上がりテスト

立ち上がりテストとは

　「立ち上がり」は，椅坐位から立位にいたる一連の動作で，歩行への準備動作となる．これらの一連動作をスムーズに遂行するためには，重力に抗して体重を持ち上げることのできる脚力が不可欠である．

　立ち上がりテストは，40cm，30cm，20cm，10cm の4種類の異なる高さの台を用いて，両足または片足から立ち上がることのできる台の高さをもって脚力を簡便に推定するためのテストである[1]〔**図1**〕．

1.立ち上がりテストの測定手順と判定

　立ち上がりテストは，下記の手順で進める〔**図2**〕．

①スタートは40cm台に浅く腰かけ，下腿を床面と70°程度になるように足部を台に近づける．両手を胸の前で組み，体幹はあらかじめ軽度前屈位に保持する．反動をつけずに両足で立ち上がる．バランスを崩さず3秒立位保持できれば「可」と判定する．

②両足40cmで立ち上がることができない場合は，「両足40cm不可」と判定し，その時点で測定は終了となる．

③両足40cm が可能な場合，次に片足40cm での立ち上がりを左右交互に行う．

④片足40cm で左右どちらか一側でも立ち上がることができなければ「片足不可」と判定し，それ以降，両足のみの測定となる．両足で立ち上がることのできるもっとも低い台の高さを判定

値とする．たとえば，両足30cm では立ち上がれるが，両足20cm で立ち上がることができない場合，判定は両足30cm となる．

⑤片足40cm が左右ともに実施できた場合は，30cm台へと移る．低い台に移る際，膝や股関節に違和感や痛みなどの症状が出現する場合，それ以降無理して実施しない．

⑥また，30cm台で左右側どちらか一側が片足で実施できなかった場合，30cm台での高さを「不可」と判定し，前段の「片足40cm」が判定値となる．

⑦同様に，台の高さを下げ左右の片足で立ち上がることのできるもっとも低い台の高さを判定値とする．

⑧それぞれの台の高さの可否を0点（両足40cm不可）から8点（片足10cm可）と数量化し，効果判定や分析等に活用する．

2.測定に際しての注意点

　測定に際して，スリッパやハイヒールではバランスを崩して転倒するリスクもあることから運動靴で実施する．そのため，事前に運動靴の準備などの案内が必要である．

　実施に際しては，指導者によるデモンストレーションをとおして，正しいフォームや実施手順，さらに判定方法などを説明する．次に，膝の屈伸，アキレス腱のストレッチングなど準備運動を行う．被測定者は，股関節，膝関節などに痛みや障害が内在している可能性があるため，台に腰かけた

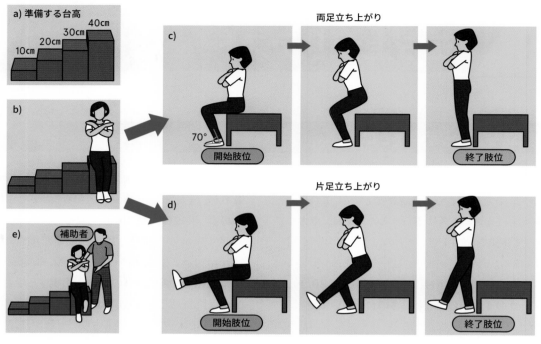

〔図1〕立ち上がりテストの測定方法

a）使用する台（40cm, 30cm, 20cm, 10cm）
b）開始肢位：腕を組み，体幹はやや前傾，おしりは浅く腰掛ける
c）両足立ち上がり：反動をつけず立ち上がる，終了肢位で3秒保持
d）片足立ち上がり：一側の足を軽く浮かし，反動をつけずに立ち上がる，終了肢位で3秒保持
e）補助者を配置し転倒に気を付ける

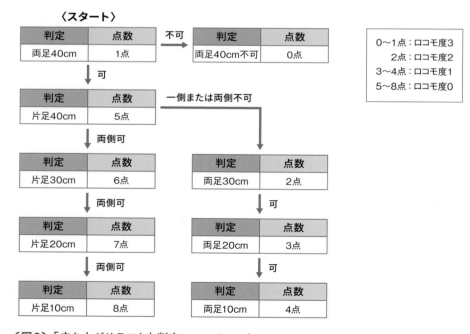

〔図2〕「立ち上がりテスト」判定フローチャート

際に違和感や痛みを訴える場合には無理に実施せず, 痛みなく実施可能な台の高さで判定する.

また, いきなり低い台から実施するのではなく, 高い台から順次低くしていくことが大切である.

反動をつけて勢いよく立ち上がると, 後ろへ大きく反りかえり転倒を引き起こす危険性があることから, 反動をつけないよう指導する. できるだけ補助者を配置し, 転倒しないよう配慮する.

また, 片足で立ち上がった際, 3秒間保持しようとバランスを崩さないように無理な体勢でフラフラと堪える場面を見かけるが, 転倒の危険性があることから, そのような場合はすみやかに補助に入る. この場合, 測定値は「不可」とし, その前の高さを判定値とする.

立ち上がりテストの開発経緯

立ち上がりテストは, 黄川らの開発した等尺性膝伸展筋力を体重比〔等尺性膝最大伸展筋力 (kg)/体重 (kg)〕で示した体重支持指数 (WBI) を簡便に推定することを目的に開発された測定法である〔図3〕[1]. このWBIは障害後のリハビリテーション・トレーニングの処方場面や競技復帰の可否を判定することを目的に開発されたものである.

WBIの特徴は, 単なる膝伸展筋力の絶対値ではなく体重との相対値で評価している点である. つまり, 地球上で生活するには重力に抵抗する力が必要であり, それには身体を支える下肢筋力 (大腿四頭筋力) が重要であるとして開発された. それによると日常生活場面での立ち座り, 階段昇降, 小走りなどを支障なく行うためにはWBI 0.6以上が必要で, 地域一般住民の平均WBIは0.6〜1.0としている. 一方, WBI 0.6未満では日常生活場面でなんらかの下肢症状を訴える頻度が高くなり, WBI 0.4以下では跛行などの症状がみられるとしている[2,3].

図4はWBIと運動種目との関係を示している. 正常歩行を行うにはWBI 0.4以上, ジョギング程度の運動にはWBI 0.6以上, ジャンプなどの激しい運動を不安なく行うためにはWBI 0.9以上が必要であるとしている. 一方, WBIが低下す

> 略語　**WBI**　体重支持指数：weight bearing index

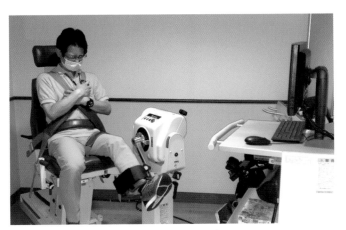

〔図3〕WBI測定場面 (ダイナモメーター)
体重支持指数 (WBI) ＝等尺性膝最大伸展筋力 (kg) / 体重 (kg)

第 **4** 章 ロコモティブシンドロームの評価

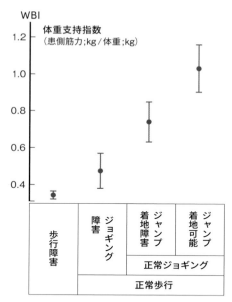

〔図4〕WBIと運動機能及び障害の関係（黄川, 1988）

ると，各動作で生じる骨・関節・筋肉などの運動器に生じるメカニカルストレスを下肢筋力で十分に緩衝することが困難となり，傷害リスクが高まる．つまり，WBIを把握し運動指導に活用できれば下肢関節への負荷を考慮した安全な運動指導の提供が可能となる[4, 5]．

しかしながら，WBI算出には，ダイナモメータなどを搭載した高額な機器の購入や測定の際のセッティングなどの手間，さらに測定場所が限られるなど，費用的制約，時間的制約，空間的制約などの多くの課題があり，WBIを臨床現場で簡便に測定し活用することは容易ではない．

そこで，高額な機器を用いなくても臨床現場で簡便にWBIを推定するために開発されたのが「立ち上がりテスト」である．

立ち上がりテストとWBIとの関係について，筋力低下を主症状としたリハビリテーション実施中の患者142名（男性74名；平均年齢60.2±18.5歳　女性68名；平均年齢57.6±15.5歳）を対象に調査したところ，正の相関（両足立ち上がり：r＝0.67, p＜0.01，片足立ち上がり：r＝0.75, p＜0.01）が示された〔図5〕．

立ち上がりテストの信頼性はtest-retestによりカッパ係数0.73（p＜0.0001）が確認されている[6]．これらのことから立ち上がりテストは，高額な機器購入および測定場所といった制約を有した場合においても，簡便に下肢筋力を推定し，幅広い地域や対象者に対する安全な運動指導が可能となった[7]．

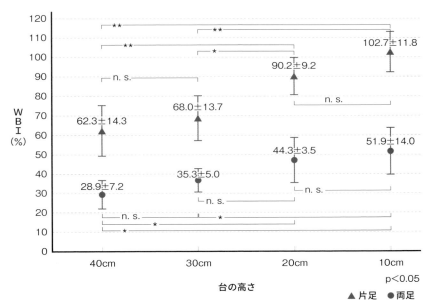

〔図5〕立ち上がりテストとWBIの関係

（村永信吾：立ち上がり動作を用いた下肢筋力評価とその臨床応用. 昭和医学会雑誌 61：365, 2001 より引用）

引用・参考文献

1） 村永信吾：立ち上がり動作を用いた下肢筋力評価とその臨床応用. 昭和医学会雑誌 61：362-367, 2001.
2） 黄川昭雄：スポーツ傷害後の機能回復訓練－筋力評価の面から. 体育の科学 39：99-104, 1989.
3） 黄川昭雄ほか：機能的筋力測定・評価法－体重支持指数（WBI）の有効性と評価の実際. 日本整形外科スポーツ医学会誌 10：463-467, 1991.
4） 黄川昭雄ほか：体重支持力と下肢スポーツ障害. Japanese Journal of Sports Science 5：837-841, 1986.

5） 黄川昭雄ほか：スポーツ障害予防のための下肢筋力評価. 整形外科スポーツ医学会誌 6：141-145, 1987.
6） Ogata T, et al：Development of a screening program to assess motor function in the adult population：a cross-sectional observational study. J Orthop Sci 20：888-895, 2015.
7） 山本利春ほか：下肢筋力が簡便に推定可能な立ち上がり力の評価. Sportsmedicine 41：38-40, 2002.

第4章 ロコモティブシンドロームの評価

2. 2ステップテスト

2ステップテストとは

2ステップテストは，静止立位からバランスを崩さず実施可能な最大2歩幅長（cm）を身長（cm）で除した「2ステップ値」を用いて，歩行機能の代表値である最大歩行速度を推定するためのテストである〔**図1**〕[1]．

1.2ステップテストの測定手順

①測定に際して，つま先をそろえた静止立位をとる（開始肢位）．

②実施可能な大股で2歩前進する．左右どちらの足から踏み出しても構わない．

③2歩目は，開始肢位と同様に，つま先をそろえて静止立位をとる．

④測定時は，転倒のリスクに配慮して，側近監視で実施する．

⑤開始肢位のつま先から終了肢位のつま先までの距離（cm）を計測し，身長（cm）で除した値（2ステップ値）を求める．

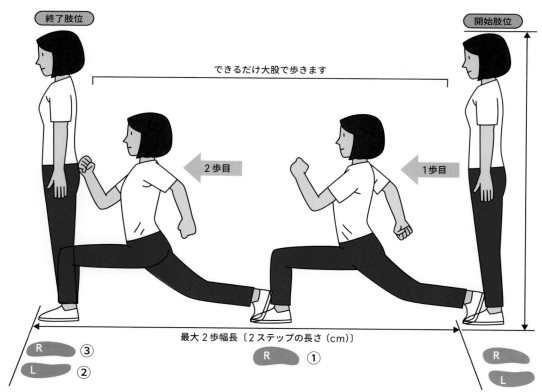

〔**図1**〕2ステップテスト測定

2ステップ値＝最大2歩幅長（cm）/ 身長（cm）
「つま先」から「つま先」までの距離で測定する．このとき最終肢位で誤って「踵」までの距離で測定しないように注意する．

⑥これらの測定を2回実施し，その最大値（2ステップ値）を測定値とする．

　たとえば，身長170cmで最大2歩幅長が245cmの場合，2ステップ値＝245cm/170cm≒1.44となる．

2.測定に際しての注意点

　2ステップテストでもっとも注意しなければならないのは，測定の際の転倒である．測定会場では，**図2**のように，長机などを近くに配置し，測定時にバランスを崩してもすみやかに手がつけるよう，また側近監視で実施する．

　参加者の多くは，より高いパフォーマンスを発揮しようとムキになる場合もあることから，いきなり測定するのではなく，段階的に歩幅を広げるなどの準備運動を入念に行った後に行う．また，測定に際してはジャンプや反動をつけることがないよう指導する．測定中にバランスを崩し，長机に手をついた場合はやり直す．

　歩行不安のある人の測定に際しては，平行棒内で左右のバーを保持しない可能な範囲での測定を行う．バーを保持しなければ一歩を踏み出すことができない場合は「不可」または2ステップ値0となる．また測定に際して，最終肢位において誤って「踵（かかと）までの距離」で測定しないよう注意する．

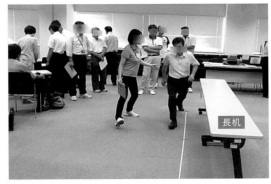

〔図2〕企業イベントでの2ステップテスト測定場面
可能な範囲で長机を準備し，側近監視で安全を確保する．

2ステップテストの解釈

　歩行機能の代表値ともいえる歩行速度は，日常生活動作との関係，転倒リスクとの関係，寿命との関係など多くの研究が報告されてきている[2,3]．この機能の維持・向上は，健康寿命延伸に向けた必要不可欠な課題となる．

　歩行速度は10mまたは5m間の最大または自由歩行時の時間で評価される．50歳を超える頃より徐々に低下し，普通歩行（被験者が普通に感じる歩行）においては，60歳以降年平均1％程度ずつ低下しており，最大歩行速度ではそれ以上に大きく低下するとされる．木村は，10m歩行速度が遅くなるほど要介護度が高くなることを報告している[4]．また鈴木らは，前向き研究において，普通歩行速度が将来の転倒を強く予知しうる因子であり，そのリスクを推定するための歩行速度のカットオフ値を1.0m/secとしている[5]．

　歩行速度は歩幅と歩調の積である．なかでも加齢に伴う歩行速度の低下は，歩幅の減少によるも

のであり，歩調は加齢によりほとんど変化しないとされる[6]．

２ステップテストは，10m最大歩行速度とも高い相関（r＝0.9，p＜0.001）を示し，10m最大歩行速度予測値（km/h）＝－0.72＋5.6x（２ステップ値），R²＝0.81が得られた〔図3〕[1]．

また，最大歩行速度のみならず普通歩行速度においてもy＝1.28x－0.23（R²＝0.65，p＜0.05）の関係が示されている〔図4〕[7]．障害高齢者の日常生活自力度（寝たきり度）判定基準と

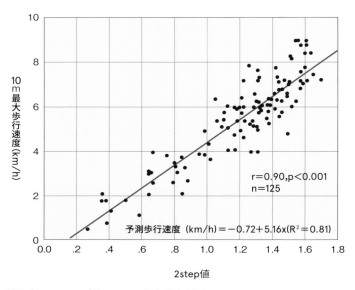

〔**図3**〕**２ステップ値と10m最大歩行速度**
（村永信吾ほか：２ステップテストを用いた簡便な歩行能力推定法の開発．昭和医学会雑誌 63：303，2003より引用）

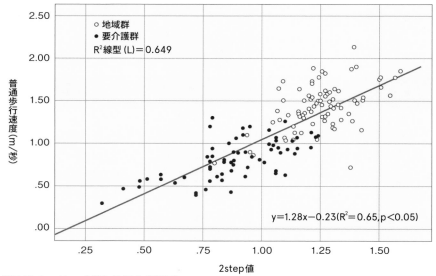

〔**図4**〕**２ステップ値と普通歩行速度**
（村永信吾：立ち上がりテスト・２ステップテストとバランス能力，歩行速度との関係．CLINICIAN 67：817，2020より引用）

の関係において，健常者では2ステップ値1.4以上を有しているものの，なんらかの障害を有するものの交通機関を利用して外出するなど日常生活が自立しているJ1では2ステップ値1.2程度，隣近所への外出程度ならばなんとか可能なJ2においては0.9程度，屋内の生活はおおむね自立しているものの介助なしには外出できないAランクでは0.6以下となる[1].

石垣らは，多施設横断調査により，歩行評価に制約を受けやすい在宅環境下においても2ステップテストは信頼性と妥当性を有すること，さらに屋内杖歩行から屋外独歩800m以上とする12種類の歩行条件に応じた段階的な歩行能力を判別することができるとしている[8]. 2ステップ値が1.0以下となると歩行補助具を必要とする場合も多く，低下の度合いによっては1点杖からより支持面の広い複数点の杖へと進行する〔図5〕[7].

これらのことから，2ステップテストは，加齢に伴う脚力低下に伴う歩幅の狭小化から生じる歩行速度の低下を予測できる指標であり，高齢者の生活や寿命といったクリティカルな問題を予測できる指標として活用できる.

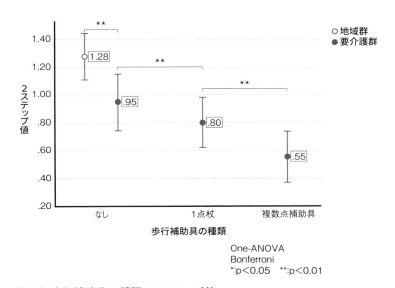

One-ANOVA
Bonferroni
$*:p<0.05$　$**:p<0.01$

〔図5〕歩行補助具の種類と2ステップ値
（村永信吾：立ち上がりテスト・2ステップテストとバランス能力，歩行速度との関係. CLINICIAN 67：820, 2020より引用）

第4章　ロコモティブシンドロームの評価

引用・参考文献

1 ） 村永信吾ほか：2ステップテストを用いた簡便な歩行能力推定法の開発. 昭和医学会雑誌 63：301-308, 2003.
2 ） Dumurgier J, et al：Slow walking speed and cardiovascular death in well functioning older adults：prospective cohort study. BMJ 339：b4460, 2009.
3 ） Cesari MP, et al：Prognostic value of usual gait speed in well-functioning older people－results from the Health, Aging and Body Composition Study. Journal of the American Geriatrics Society 53：1675-1680, 2005.
4 ） 木村みさか：加齢に伴う体力低下と介護予防の必要性. The Bone 22：21-26, 2008.
5 ） 鈴木隆雄：転倒予防の重要性と対策. Medical Practice 17：443-447, 2000.
6 ） 淵本隆文：高齢者の歩行能力を評価することの意義：バイオメカニクス的視点から（体力研究部会特集）. 日本生理人類学会誌 5：73-78, 2000.
7 ） 村永信吾：立ち上がりテスト・2ステップテストとバランス能力，歩行速度との関係. CLINICIAN 67：812-821, 2020.
8 ） 石垣智也ほか：在宅環境での歩行能力評価としての2ステップテスト－信頼性・妥当性の検討及び歩行自立に関する基準値の作成. 理学療法学 48：261-270, 2021.

3. ロコモ25

運動器の重要性

　日本整形外科学会, 日本運動器科学会, 日本臨床整形外科学会などが2006年4月に「運動器不安定症（MADS）」という疾患概念を創設している. その定義については「高齢化にともなって運動機能低下をきたす運動器疾患により, バランス能力および移動歩行能力の低下が生じ, 閉じこもり, 転倒リスクが高まった状態」としており, 一定の診断基準とともに運動器リハビリテーションによる介入が重要であるといわれている. さらに, 運動器の障害は気づかれないまま徐々に進行することが知られており, あらかじめその予備軍を軽症の段階で発見し介入を行うことが重要である.

　このような予防医学的な観点から, 2007年に日本整形外科学会がロコモティブシンドローム（運動器症候群）という新しい概念を提唱し, 要支援や要介護者の増加を抑えようとする戦略がロコモ提唱の目的となっている[1].

 略語　MADS 運動器不安定症：musculoskeletal ambulation disability symptom complex

ロコモ25の開発の経緯

　ロコモ25は, 「運動器機能不全の早期発見, 診断ツールの開発」研究班により, 危険因子を有する運動器機能不全の高齢者をスクリーニングする簡便な早期診断ツールとして検討され開発された. 具体的には, 科学的な根拠のあるツールを作成することにより, 保健所レベルでの早期発見を可能とするものを策定することを目標としている.

　そのため, ハイリスク群と一見健常に見える者を対象とした調査を行い, 要介護リスクを抽出し, ロコモティブシンドロームの簡便な診断方法を作成した. さらに, 次の段階としてのポピュレーションアプローチとして, 保健指導や治療に結びつけることを意図している. なお, 開発の段階で日本整形外科学会では「ロコモーションチェック」（以下, ロコチェック）という7項目の質問紙を発表しているが, あくまでもスクリーニング法として活用されるものである.

　質問紙の策定には, 研究班のコンセンサス会議により試案の検討が重ねられ, 内的妥当性の検証が行われている. また, 日本臨床整形外科学会と自治医科大学関連の整形外科診療施設および併設された介護施設などで, 約800名を目標に調査が行われている. なお, 基準関連妥当性の検証のため, QOL尺度であるEURO-QOL（EQ-5D）を同時に調査している. 科学的な裏付けについては文献を参照いただきたい[2].

　また, 現在はロコモ判定の方法として「ロコモ度テスト」という3種類のテストで判定することが推奨されており, ①立ち上がりテストは垂直方向の移動能力を, ②2ステップテストは水平方向の移動能力を判定し, ③ロコモ25は日常生活動作の困難さの程度を判定するものといわれている.

略語　QOL 生活の質：quality of life

評価方法

1.質問紙のダウンロード

　日本整形外科学会が運営するロコモティブシンドローム予防啓発公式サイト「ロコモONLINE」のホームページからダウンロードできる〔**図1**〕[3]．

2.点数計算

　25項目の質問には選択肢が5つあり，得点の重み付けを行わずに単純加算して合計点を算出する．正常の0点から最重症の4点が割り振られており，最重症は100点満点のスコアとしている．

3.カットオフ値

　ロコモ25の合計点7点以上は「ロコモ度1」として判定され，移動機能の低下が始まっている状態と考えることができる．また，合計点16点以上は「ロコモ度2」として判定され，移動機能の低下が進行していると考えることができる．なお，2020年に「ロコモ度3」が追加されており，合計点24点がカットオフ値であり，移動機能の低下が進行し，社会参加に支障をきたしている段階として判定される．

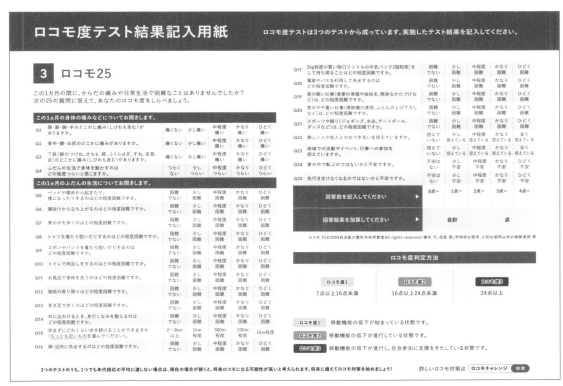

〔図1〕ロコモ25の質問票
（日本整形外科学会 ロコモティブシンドローム予防啓発公式サイト）

第4章 ロコモティブシンドロームの評価

疫学調査について

　本質問紙の開発段階では65歳以上を対象としたものであるが，2020年に発表された全国調査では，20〜89歳までの8,681人を対象とした全国調査が行われ，基準値が作成されている[4]．

　また，立ち上がりテスト，2ステップテストとともにロコモ度テストとしての疫学調査については，吉村らのROADスタディにおいて詳細に報告されている．その結果では，「ロコモ度1」該当の有病率は全体の69.8%（男性68.4%，女性70.5%）であり，「ロコモ度2」該当の有病率は全体の25.1%（男性22.7%，女性26.3%）であり，い

ずれも年齢とともに高くなるが，男女差はなかったことが報告されている．また，この性・年代別分布から，40歳以上における「ロコモ度1」該当者数は4,590万人（男性2,020万人，女性2,570万人）と推計されている[6]．

　また，ロコモ25は，構成概念妥当性の検証結果をもとに，①身の回り，②屋内動作，③痛み，④不安，⑤ロコモ5，⑥活動・参加という6つのカテゴリーに分類されている〔図2〕[5]．今後，この6つのカテゴリー別に詳細に検討することなどの調査が期待される．

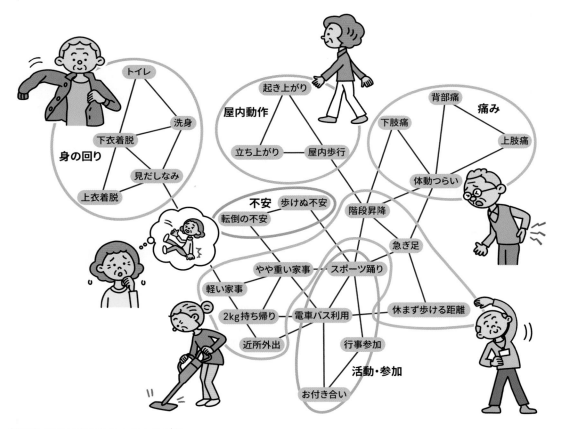

〔図2〕ロコモ25の6つのカテゴリー

（星地亜都司ほか：高齢者運動器障害のリスクと早期発見ツールの開発．THE BONE 24：48，2010より改変）

ロコモ5について

ロコモ25ではその項目数が多いという点から、その簡易版として25問中5問を抽出した「ロコモ5」が発表されている[1]. ①階段昇降の昇り降りに関する質問[2], ②急ぎ足に関する質問[3], ③休まずに歩ける距離に関する質問[4], ④2kg程度の買い物の持ち運びに関する質問[5], ⑤やや重い家事に関する質問の5問で構成されている.

ロコモ5はロコモ25と相関係数が高いことも報告されており、簡易版のロコモ5では20点満点中6点以上でロコモと判定される.

今後の展開

ロコモ25は科学的な手法によって開発されており、共通の基盤とする調査が報告されている. また、フレイルやサルコペニアと異なる点としては、ロコモ25を用いることで日常生活動作の困難さの程度や痛みについての判定が可能となることがあげられる. さらに、ロコモ25は運動器に対する予防的な介入を目的としており、地域住民に対して相違に気づいていただくことが重要である.

引用・参考文献

1) 日本整形外科学会：新概念「ロコモティブシンドローム（運動器症候群）」. https://www.joa.or.jp/public/locomo/comparison.html（2021年7月22日検索）
2) Seichi A, et al：Development of a screening tool for risk of locomotive syndrome in the elderly：the 25-question Geriatric Locomotive Function Scale. Journal of Orthopaedic Science. J Orthop Sci 17：163-172, 2012.
3) 日本整形外科学会：ロコモティブシンドローム予防啓発公式サイト「ロコモONLINE」. https://locomo-joa.jp/check/test/locomo25.html（2021年7月22日検索）
4) Yamada K, et al：Reference values for the locomotive syndrome risk test quantifying mobility of 8681 adults aged 20-89 years：A cross-sectional nationwide study in Japan. J Orth Sci 25：1084-1092, 2020.
5) 星地亜都司ほか：高齢者運動器障害のリスクと早期発見ツールの開発. THE BONE 24：43-49, 2010.
6) Yoshimura N, et al：Epidemiology of the locomotive syndrome：The research on osteoarthritis/osteoporosis against disability study 2005-2015. Mod Rheumatol 27：1-7, 2017.

第4章 ロコモティブシンドロームの評価

4. ロコモの臨床判断値と判定法

ロコモの評価

ロコモティブシンドローム（ロコモ）は，運動器の障害のために移動機能の低下した状態と定義されているが，原因となる疾患は第3章（p.16〜76）に示すように多岐にわたる．

それぞれの運動器疾患には，状態を知るためや治療効果を判定するために個別の評価法が開発されている．JHEQ（日本整形外科学会股関節疾患評価質問票）や頚椎症性脊髄症治療成績判定基準など，日本整形外科学会で評価法を統一して各疾患の評価を行っている．

しかし，たとえば膝関節には何の障害もなく膝関節の評価では満点であっても，腰部脊柱管狭窄症によって数分の歩行が限界であれば，移動機能としては大きく低下している．また右側の変形性股関節症に左側の変形性膝関節症が合併すれば，移動能力は強く障害される．

ロコモは移動機能に焦点をあてているので，疾患にかかわらず移動機能を評価すれば，日常生活での障害を全体として評価できる．

このような考えで開発された評価判定が，ロコモ度である〔図1〕．

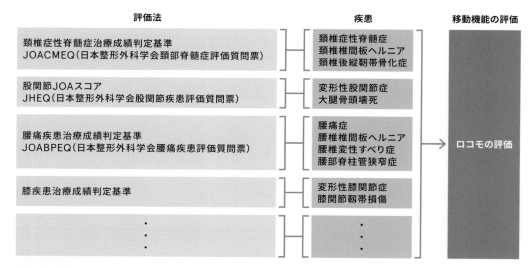

〔図1〕疾患の評価・ロコモの評価

運動器の各疾患には，現在の状態や治療効果を判定するために個別の評価法が存在する．この評価法のなかにも，他覚所見と問診を組み合わせたもの，質問票で評価するものなど，いくつかの種類がある．しかし，移動機能に着目すれば，「ロコモの状態」を評価することで，単一の疾患が原因の場合も複数の疾患が組み合わさって移動機能を障害している場合も，まとめて移動機能として評価できる．

ロコモの臨床判断値（ロコモ度）

ロコモは１つの疾患を示しているものではなく，正常者から高齢者・疾患をもった人までを含めて移動機能に着目した概念である．そのため，病期・進行度・分類等でその程度を示すことはできない．

したがって，ロコモの状態を評価するには「臨床判断値」[1]という言葉を用い，ロコモなしあるいは非ロコモ（移動機能の障害がない状態），ロコモ度1[2]，ロコモ度2[2]，ロコモ度3[3]の４段階として評価する．

ロコモ度の判定には，ロコモ25，立ち上がりテスト，2ステップテストの3つのロコモ度テストを使用する．それぞれの評価法は第4章1～3節に示す（p.79～91参照）．

ロコモ度はいずれかのテストで該当すれば，3つのテストのもっとも重いロコモ度（障害の強いロコモ度）をその人のロコモ度とする．たとえばロコモ25でロコモ度3，立ち上がりテストでロコモ度2，2ステップテストでロコモ度2の場合には，ロコモ度3と判定する．

ロコモの臨床判断値の概略を**図2**に示す．

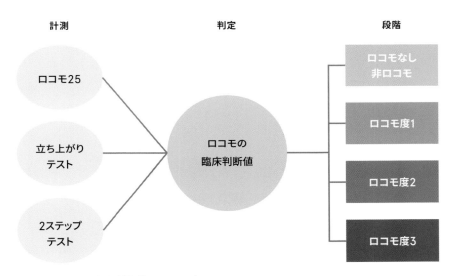

計測　　　　**判定**　　　　**段階**

ロコモ25

立ち上がり
テスト

2ステップ
テスト

ロコモの
臨床判断値

ロコモなし
非ロコモ

ロコモ度1

ロコモ度2

ロコモ度3

〔図2〕ロコモの臨床判断値：ロコモ度

第4章　ロコモティブシンドロームの評価

略語

JHEQ 日本整形外科学会股関節疾患評価質問票：Japanese Orthopaedic Association Hip-Disease Evaluation Questionnaire

JOACMEQ 日本整形外科学会頚部脊髄症評価質問票：
Japanese Orthopaedic Association Cervical Myelopathy Evaluation Questionnaire

JOA 日本整形外科学会：Japanese Orthopaedic Association

JOABPEQ 日本整形外科学会腰痛評価質問票：Japanese Orthopaedic Association Back Pain Evaluation Questionnaire

ロコモ度1・2・3はどんな状態か

1.ロコモ度1

　「ロコモ度1」は，運動器の障害によって移動機能の低下が始まっている状態と定義される.

　ロコモ25の結果が7〜15点，立ち上がりテストでどちらか一方の脚で40cmの高さから立ち上がれないが両脚で20cmの高さから立ち上がることができる，2ステップテストの値が1.1以上1.3未満，をロコモ度1とする.

2.ロコモ度2

　「ロコモ度2」は，運動器の障害によって移動機能の低下が進行している状態と定義される.

　ロコモ25の結果が16〜23点，両脚で20cmの高さから立ち上がれないが両脚で30cmの高さからは立ち上がることができる，2ステップテストの値が0.9以上1.1未満，をロコモ度2とする.

3.ロコモ度3

　「ロコモ度3」は，運動器の障害によって移動機能が低下し，社会参加に支障をきたした状態と定義される.

　ロコモ25の結果が24点以上，両脚で30cmの高さから立ち上がることができない，2ステップテストの値が0.9未満，をロコモ度3とする.

＊

　臨床判断値であるロコモ度は，移動機能の障害について疾患をまたいで評価できるため，リハビリテーションや手術など医療的介入の効果を判定するうえでも有効なツールとなると考えられる[4]．

　それぞれのロコモ度テストにおけるロコモ度を**表1**に示す[5]．

〔表1〕ロコモ度テストで判定するロコモ度

	ロコモ25	立ち上がりテスト	2ステップテスト
ロコモなし	6点以下	両脚どちらも片脚で40cmの高さから立ち上がることができる	1.3以上
ロコモ度1	7点以上15点以下	どちらか一方の脚で40cmの高さから立ち上がることができないが両脚で20cmの高さから立ち上がることができる	1.1以上1.3未満
ロコモ度2	16点以上23点以下	両脚で20cmの高さから立ち上がることができないが両脚で30cmの高さからは立ち上がることができる	0.9以上1.1未満
ロコモ度3	24点以上	両脚で30cmの高さから立ち上がることができない	0.9未満

＊ 3つのロコモ度テストのうち，もっともロコモ度が高いものをロコモ度とする．たとえば，ロコモ25が8点（ロコモ度1），立ち上がりテストは両脚で20cmの高さからは立ち上がることができないが両脚で30cmの高さからは立ち上がることができ（ロコモ度2），2ステップテストが0.8（ロコモ度3）の場合には，ロコモ度3と判定する.

（冨士武史：CQ ロコモ度1・2・3の臨床判断値とは？ ロコモティブシンドローム診療ガイド2021（日本整形外科学会ほか監修）．p.56，文光堂，2021より改変）

各ロコモ度への対応

ロコモ度1では，筋力やバランス力が低下してきているので，ロコトレ（ロコモーショントレーニング）を始めとする運動を習慣づける必要があり，十分なたんぱく質とカルシウムを含んだバランスのとれた食事を摂ることが勧められる．

ロコモ度2では，移動機能の低下が進行し，自立した生活ができなくなるリスクが高くなっているので，とくに痛みを伴う場合には，なんらかの運動器疾患を発症している可能性もある．運動器の専門医（整形外科等）の受診が勧められる．

ロコモ度3は，運動器不安定症の状態であり，放置すれば社会参加ができないために閉じこもることとなる．外出しなくなり社会とのかかわりが薄くなれば移動機能障害はさらに進行し，筋力低下や精神活動なども低下すると考えられる．ロコモ度3に対しては医療的な介入が必要となる．ロコモの原因を調べて診断をつけ，運動器リハビリテーションや手術的治療などの積極的な治療を行っていかなければならない．

各ロコモ度の状態と対応を**表2**に示す．

〔表2〕ロコモ度とその対応

ロコモ度	状態	対応
ロコモ度1	移動機能の低下が始まっている状態	筋力やバランス力が落ちてきているので，ロコトレ（第5章：p.00〜00）をはじめとする運動を習慣づける．十分なたんぱく質とカルシウムを含んだバランスの取れた食事を摂る．
ロコモ度2	移動機能の低下が進行している状態	自立した生活ができなくなるリスクが高くなっている．特に痛みを伴う場合は，なんらかの運動器疾患を発症している可能性もあるため，整形外科専門医の受診を勧める．
ロコモ度3	移動機能の低下が進行し社会参加に支障をきたしている状態	自立した生活ができなくなるリスクが非常に高くなっている．なんらかの運動器疾患の治療が必要になっている可能性があるため，整形外科専門医による診療を勧める．

（ロコモ チャレンジ！推進協議会　ロコモパンフレット2020年度版）

引用・参考文献

1）　日本整形外科学会：ロコモ度を判定する「臨床判断値」を発表〜ロコモの進行状況と対処の指針を，ロコモ度テストを用いて新たに分類〜．平成27年5月15日．
https://www.joa.or.jp/media/comment/pdf/20150515_locomo_clinical_judgment.pdf（2021年9月3日検索）
2）　日本整形外科学会：ロコモティブシンドローム—いつまでも自分の足で歩くために（ロコモパンフレット2015年度版）．2015.
https://locomo-joa.jp/news/upload_images/locomo_pf2015.pdf（2021年9月3日検索）
3）　ロコモ チャレンジ！推進協議会　ロコモパンフレット2020年度版．
https://locomo-joa.jp/assets/pdf/index_japanese.pdf（2021年9月3日検索）

4）　Fujita N, et al：Lumbar spinal canal stenosis leads to locomotive syndrome in elderly patients．J Orthop Sci 24：19-23, 2019.
5）　冨士武史：CQ ロコモ1・2・3の臨床判断値とは？　ロコモティブシンドローム診療ガイド2021（日本整形外科学会ほか監修）．p.55-57, 文光堂, 2021.

第**4**章

ロコモティブシンドロームの評価

5. ロコモ度テストの性・年代別基準値

基準値の目的

　移動機能にあまり関心のない若年〜壮年層においては，自らの移動機能を同年代の他者と比較することで，生活習慣の改善を促進することが必要である．「自分の数値が同じ年代の人と比べて良いのか悪いのか」を知りたいという方は多い．また，高齢者になればなるほど，どれくらい移動機能を維持できているかは，その人それぞれである．非常に高い機能を維持している人もいれば，落ち込んでしまっている人もおり，高齢者の移動機能の特徴は，個人によってばらつきがあるのが特徴である．よって，自力で独歩できることを全年代で目指すための参考値として，今回の基準値は策定された．

　また，高齢者を中心とするハイリスク群に対しては，適切な運動介入のきっかけとすること，疾患に対処すること，介入の効果を定量化することなども目的としている〔図1〕．

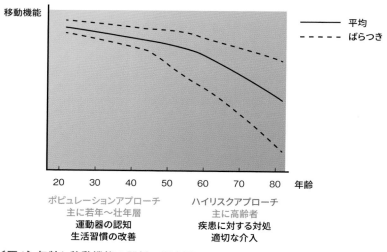

〔図1〕年齢と移動機能の関係の概念図

基準値の策定の実際

　2017〜2019年にロコモ度テストの性別・年代基準値を策定するために「ロコモ1万人全国調査」が実施された．他者の介助なしで自力歩行可能な20〜89歳の地域在住者が対象である．

この調査では，全国7地域（北海道，東北，関東，中部，近畿，中国・四国，九州）の人口比に基づいて参加者を集めるように計画し，日本全国からその地域の人口に応じた参加者を集めた．最終的に解析対象になったのは8,681人（男性3,607人，女性5,074人），平均年齢は51.6±18.2歳（男性50.2±18.3歳，女性52.5±18.1歳）であった．なお，この性・年代別参照値は，「歩行に他者の介助が不要」「痛みのために整形外科を受診していない」「要介護者でない」という基準を満たした者だけを対象としたため，とくに高齢者においては，すべての同年代の者の平均よりは良いと思われる．

繰り返しになるが，この基準値は各年代において，各自が自立した生活を送るために目指すべき目標値であることに留意することが重要である．

性・年代別基準値

「ロコモ1万人全国調査」の結果を**表1，2**に示す．

統計的な特性を考慮して2ステップテストは代表値として平均値と95%信頼区間，立ち上がりテストとロコモ25は中央値と四分位範囲を示している．年代別の比較には多重比較検定を行い，各年代で差があるかどうかを調べた．すべてのテストにおいて，男女ともに20代がもっとも高く，30〜40代であっても年代が上がるにつれて低下が認められた．さらに60代以上，とくに高齢者では，年代の上昇に伴って加速して低下した．

図2に性別のそれぞれ3つのロコモ度テストの基準値と年代との関係のグラフを示す[1]．

1.2ステップテスト

2ステップテストは，有意差はないものの，男女とも30代は20代に比べて低い数値を示し，40代では20代や30代と比べて有意に低下した．男女とも60代以降はさらに低下した．男性のほうが女性よりも年齢による低下は急である．また，40代から60代の壮年層では，その低下の仕方に男女差がある可能性がある．2ステップテストは地面に対して水平方向の動きを測り，最大歩行速度と高い相関を示す[2]．

歩行速度には，最大歩行速度と通常歩行速度があり，最大歩行速度は通常歩行速度よりも年齢に伴う低下に鋭敏である[3]．さらに，最大歩行速度は高齢者の死亡率や転倒とも関連する[4,5]．よって，高齢者だけでなく，若年〜壮年層から2ステップテストの基準値が低下することは，運動や介入を行う際に留意しておく必要がある．

2.立ち上がりテスト

2ステップテストと異なり，立ち上がりテストでは30代で20代に比べて低下がみられた．男性は50代から70代前半まで，女性は40代から70代前半まで，中央値は「片脚40cmから立ち上がり可能」であったが，四分位範囲に注目すると，年齢によって比較的直線的に低下するのがわかる．実際，3つのテストのうち，立ち上がりテストはもっとも年齢と相関が高かった（相関係数：男性0.7，女性0.6）．なお，多重検定でも，年代ごとに有意に低下していくのが明らかになった．

立ち上がりテストは地面に対して垂直方向の動きを測定し，大腿四頭筋の筋力を強く反映する[6]．大腿四頭筋の筋力訓練として，代表的なものがスクワットである．よって，スクワット等，下肢の筋力訓練が，全世代でロコモ対策として有用であることがわかる（ロコモトレーニングについて詳細は「第5章1.運動・トレーニング」（p.102〜128）参照）．

〔表1〕3つのロコモ度テストの年代別基準値（男性，n＝3,607）

年齢層（歳）	20-29	30-39	40-44	45-49	50-54	55-59	60-64	65-69	70-74	75-79	80-89
人数	590	582	325	313	282	290	238	301	273	234	179
2ステップテスト											
平均	1.66	1.63	1.59	1.56	1.54	1.52	1.51	1.45	1.42	1.36	1.20
標準偏差	0.15	0.15	0.15	0.16	0.15	0.16	0.16	0.18	0.18	0.19	0.23
95%信頼区間	1.64-1.67	1.62-1.64	1.58-1.61	1.54-1.58	1.52-1.56	1.50-1.54	1.49-1.53	1.43-1.47	1.40-1.44	1.34-1.39	1.17-1.24
		ab	ab	abc	abc	abcd	abcdefg	abcdefg	abcdefg	abcdefghi	abcdefghij
立ち上がりテスト											
中央値	8	7	6	6	5	5	5	5	5	4	3
四分位範囲	7-8	6-8	5-8	5-7	5-7	5-6	4-6	4-5	4-5	3-5	3-4
	a	ab	abc	abc	abcd	abcde	abcdefg	abcdefg	abcdefghi	abcdefghij	
ロコモ25											
中央値	1	1	2	2	2	2	3	3	3	3	7
四分位範囲	0-2	0-3	0-4	0-5	1-4	1-5	1-6	1-6	1-6	1-9	3-16
		a	ab	ab	abc	abc	abcd	abc	abcdef	abcdefghij	

a. 20代と比較して統計的に有意差あり（p＜0.05）　　b. 30代と比較して統計的に有意差あり（p＜0.05）
c. 40代前半と比較して統計的に有意差あり（p＜0.05）　　d. 40代後半と比較して統計的に有意差あり（p＜0.05）
e. 50代前半と比較して統計的に有意差あり（p＜0.05）　　f. 50代後半と比較して統計的に有意差あり（p＜0.05）
g. 60代前半と比較して統計的に有意差あり（p＜0.05）　　h. 60代後半と比較して統計的に有意差あり（p＜0.05）
i. 70代前半と比較して統計的に有意差あり（p＜0.05）　　j. 70代後半と比較して統計的に有意差あり（p＜0.05）

（Yamada K, et al：Reference values for the locomotive syndrome risk test quantifying mobility of 8681 adults aged 20-89 years：A cross-sectional nationwide study in Japan. J Orthop Sci 25(6)：1084-1092, 2020をもとに著者作成）

〔表2〕3つのロコモ度テストの年代別基準値（女性，n＝5,074）

年齢層（歳）	20-29	30-39	40-44	45-49	50-54	55-59	60-64	65-69	70-74	75-79	80-89
人数	724	625	457	472	396	377	375	517	477	370	284
2ステップテスト											
平均	1.55	1.53	1.50	1.47	1.47	1.47	1.43	1.41	1.38	1.30	1.18
標準偏差	0.14	0.14	0.14	0.14	0.14	0.16	0.16	0.16	0.17	0.18	0.22
95%信頼区間	1.54-1.56	1.52-1.54	1.49-1.51	1.46-1.48	1.45-1.48	1.45-1.48	1.41-1.45	1.40-1.42	1.36-1.39	1.28-1.32	1.15-1.21
		ab	ab	ab	ab	abcdf	abcdef	abcdefg	abcdefghi	abcdefghij	
立ち上がりテスト											
中央値	6	6	5	5	5	5	5	5	5	4	4
四分位範囲	5-8	5-6	5-6	5-6	5-5	4-5	4-5	4-5	4-5	3-5	3-4
		a	ab	ab	abc	abcd	abcde	abcdef	abcdefg	abcdefghi	abcdefghij
ロコモ25											
中央値	1	2	3	3	3	4	4	4	4	6	8
四分位範囲	0-3	1-4	1-6	1-6	1-7	2-7	2-7	2-7	2-8	3-11	4-14
		a	ab	ab	ab	abc	abc	abc	abcd	abcdefghi	abcdefghij

a. 20代と比較して統計的に有意差あり（p＜0.05）　　b. 30代と比較して統計的に有意差あり（p＜0.05）
c. 40代前半と比較して統計的に有意差あり（p＜0.05）　　d. 40代後半と比較して統計的に有意差あり（p＜0.05）
e. 50代前半と比較して統計的に有意差あり（p＜0.05）　　f. 50代後半と比較して統計的に有意差あり（p＜0.05）
g. 60代前半と比較して統計的に有意差あり（p＜0.05）　　h. 60代後半と比較して統計的に有意差あり（p＜0.05）
i. 70代前半と比較して統計的に有意差あり（p＜0.05）　　j. 70代後半と比較して統計的に有意差あり（p＜0.05）

（Yamada K, et al：Reference values for the locomotive syndrome risk test quantifying mobility of 8681 adults aged 20-89 years：A cross-sectional nationwide study in Japan. J Orthop Sci 25(6)：1084-1092, 2020を参考に作成）

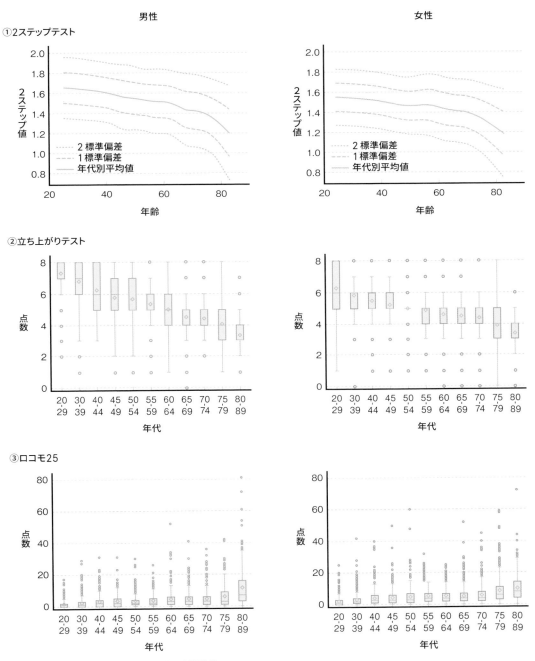

〔図2〕ロコモ度テストの性・年代別基準値

（Yamada K, et al：Reference values for the locomotive syndrome risk test quantifying mobility of 8681 adults aged 20-89 years：A cross-sectional nationwide study in Japan. J Orthop Sci 25(6)：1084-1092, 2020を改変）

第4章 ロコモティブシンドロームの評価

3.ロコモ25

　男女ともに，70代から急激に悪化を示した．ただ，若年層からも少しずつではあるが，年齢が上がるにつれ，悪化する傾向を示した．一般的に客観的な身体機能テストと主観的な身体機能は良い相関を示す[7]．

　しかし，今回の調査では，ロコモ25は他の2つの身体機能テスト（2ステップテストや立ち上がりテスト）ほど，若年〜壮年層では年齢による低下が確認されなかった．よって，ロコモ25を広い年齢で使用する場合は，上記の結果を念頭に置き，身体テストの結果も加味しながら，総合的な移動機能を評価するのがよい．

4.他者の介助なしで歩行可能な地域在住高齢者の特徴

　今回の調査では，70歳以上の高齢者でも，比較的良好な移動機能を維持している地域在住者が多く存在していることが明らかになった．たとえば，80代の2ステップテストの平均値は，男女ともにロコモ度1の1.1以上である．さらに，70代前半の高齢者でも半数以上が「片脚40cm起立」が可能であった．

　要介護予防，そして「歩ける」「自立した」高齢者を増加させるためには，今回の調査で明らかになったような良好な移動機能を持つ地域在住高齢者の生活習慣や疾病の有無などを，詳細に検討することが必要と思われる．

　また，今回発表された性・年代別基準値は，各年代の目標になるうえに，適切な評価・介入を行うための基本的なデータになることが期待される．

引用・参考文献

1) Yamada K, et al : Reference values for the locomotive syndrome risk test quantifying mobility of 8681 adults aged 20-89 years : A cross-sectional nationwide study in Japan. J Orthop Sci 25(6) : 1084-1092, 2020.
2) Muranaga S, et al : Development of a convenient way to predict ability to walk, using a two-step test. J Showa Med Assoc 63 (3) : 301-308 (in Japanese), 2003.
3) Bohannon RW : Comfortable and maximum walking speed of adults aged 20-79 years : reference values and determinants. Age Ageing 26(1) : 15-19, 1997.
4) Middleton A, et al : Self-selected and maximal walking speeds provide greater insight into fall status than walking speed reserve among community-dwelling older adults. Am J Phys Med Rehabil 95(7) : 475-482, 2016.
5) Dumurgier J, et al : Slow walking speed and cardiovascular death in well functioning older adults : prospective cohort study. BMJ 339 : b4460, 2009.
6) Muranaga S : Evaluation of the muscular strength of the lower extremities using the standing movement and clinical application. J Showa Med Assoc 61(3) : 362-367 (in Japanese), 2001.
7) Baldwin JN, et al : Relationship between physical performance and self-reported function in healthy individuals across the lifespan. Musculoskelet Sci Pract 30 : 10-7, 2017.

第5章 実践ロコモティブシンドロームの予防と治療

1. 運動・トレーニング

❶ ロコモティブシンドロームに対する運動の効果と意義

ロコモ対策としての運動の意義

ロコモの原因となる主な運動器疾患は，関節疾患，骨粗鬆症，サルコペニアなどである．関節疾患は椎間板や関節軟骨の変性などが原因であり，過体重や肥満は関節疾患や疼痛を促進させる．骨強度や筋力の低下，低栄養による痩せは，骨粗鬆症やサルコペニアの原因となっている．

これらの疾患は加齢とともに進行し，50歳頃から顕在化し始める．さらに，筋力，バランス，持久力，柔軟性，関節可動域などの運動機能は，40歳以降に顕著に低下し始める．高齢者では，運動器疾患と運動機能低下が重複して発生し，その結果，移動機能が低下し，虚弱や要介護へ進行する．長寿化，高齢化が進むわが国では，「運動器をできるだけ長く健康に保ち，歩き続けることができるための対策」が重要となる．

ロコモの予防や改善には，習慣的な運動，活動的な生活，適切な栄養摂取，運動器疾患の管理が必要である．なかでも，「適切な運動を習慣的に行うこと」は，重要なロコモ対策である．身体活動および運動は，転倒・骨折の減少，骨密度維持・上昇，サルコペニアの改善，関節疾患や関節痛の軽減・予防に有効である．また，ウォーキングに代表される有酸素運動は，肥満や生活習慣病に対して効果があることは広く知られている．

このように，運動は，ロコモの原因となる運動疾患や運動機能低下，それに付随する障害のほぼすべてに対しての有効性が確認されており，ロコモ対策の中心となる．

ロコモ対策としての運動のポイント

ロコモ対策としての運動を効果的に行うために，おさえておくべき4つのポイントを解説する．

1.下肢筋力を高める

1つ目のポイントは，下肢筋力である．加齢に伴い最大筋力は低下するが，上肢筋力に比べ，下肢筋力のほうが早期から低下し始めることは重要なポイントである[1]．筋力は40歳頃から著明に低下し始めるが，その低下率は下肢筋力のほうが大きい．下肢筋力は20歳代と比べて，60歳代で約30％，85歳以上では50％以上低下するといわれている[1]．さらに下肢の代表的な筋力である膝伸展筋力は，1年間で1〜2％ずつ低下するといわれている[2]．よって，ロコモ対策における運動の1つ目のポイントは，「下肢筋力を高めること」である．

2.バランス能力を高める

2つ目のポイントは、バランスである。運動機能のなかで、もっとも早期に低下し始める機能が、バランスであるといわれている[3]。

バランスは、動的バランス（重心を動かしながら姿勢を保持するバランス）と静的バランス（重心を動かさず姿勢を保持するバランス）に大別される。高齢期には動的・静的バランスの両方が低下するが、とくに加齢とともに低下しやすい能力は、片脚で姿勢を保持する能力である。70歳以上の約8割が、開眼での片脚立位時間が30秒未満となるとの報告もある[4]。歩行動作は、片脚と両脚を繰り返す動作であり、必ず片脚で立つ時間が存在する。高齢者の縦断研究においても、片脚立位時間の低下は、2〜3年後の歩行能力低下につながることが示されており[5]、片脚立位保持能力が歩行に直結することがわかる。よって、ロコモ対策における2つ目のポイントは、「バランス能力（とくに片脚立位保持能力）を高める」こととなる。

3.歩行能力を高める

3つ目のポイントは、歩行能力である。高齢者の歩行の特徴は、歩行速度の低下、歩幅の減少、歩隔の拡大、両脚支持期の増大などがあげられる。とくに歩行速度は、将来の転倒発生[6]や生命予後[7]に影響することが証明されており、歩行速度を維持することがとくに重要となる。加齢による歩行速度の低下率は、60歳以降から加速し、高齢になるほど大きくなる[1]といわれているが、この歩行速度の低下は、歩幅による影響が大きいことがわかっており[7,8]、歩幅の減少を予防することが重要となる。

また、加齢により心肺機能が衰えることで最大酸素摂取量が低下し、運動能力としての持久力（体力）が低下する。最大酸素摂取量は40〜50歳以降から加速的に低下し、60歳代前半では20歳代の60%程度まで低下するといわれており[9]、持久力向上も重要となる。よって、ロコモ対策における3つ目のポイントは、「歩行能力（とくに歩行速度、歩幅、持久力）を高める」ことである。

4.柔軟性と関節可動域を維持する

上記のポイント以外に、運動器疾患の進行抑制、疼痛予防のためには、軟部組織の柔軟性や関節可動域を維持するための運動であるストレッチも重要となる。

以上のように、ロコモ対策としての運動のポイントは、「下肢筋力を高める」、「バランス能力（とくに片脚立位保持能力）を高める」、「歩行能力（とくに歩行速度、歩幅、持久力）を高める」、「柔軟性と関節可動域を維持する」ことである〔表1〕。

〔表1〕ロコモ対策としての運動のポイント

1	下肢筋力を高める
2	バランス能力を高める （とくに片脚立位保持能力の低下を早期から予防する）
3	歩行能力を高める （とくに歩行速度、歩幅、持久力の低下を予防する）
4	柔軟性と関節可動域を維持する （運動器疾患や疼痛の予防）

第5章 実践ロコモティブシンドロームの予防と治療

ロコモ対策に必要な運動

1.筋力トレーニング

筋力トレーニングは，筋力低下や筋萎縮の予防や改善にもっとも有効な手段である．また，バランスや移動機能を高める効果，関節痛の軽減，転倒予防としても有用な運動である．

1) 高負荷トレーニング，低負荷トレーニング

筋力トレーニングには，マシンなどを用いた高負荷トレーニングと，ゴムバンドや自重を用いた低負荷トレーニングがある．筋力強化という面では，高負荷トレーニングのほうが効果は高いとされる．しかし，軽度から中等度の運動強度であっても反復回数を増やすことで，高負荷トレーニングと同程度の効果を示す．高齢者の場合，傷害発生や血圧上昇といったリスクを考えれば，低負荷トレーニングを処方することをおすすめする．

2) スロートレーニング

高齢者でも安全に実施でき，有効性の高い低負荷トレーニングとして「スロートレーニング」がある[10]．スロートレーニングは，筋力発揮を中断せず，1つの動作を3〜6秒かけてゆっくりと行う（例：スクワットであれば，降下に4〜6秒，挙上に3〜4秒）ことで，筋内が一時的に虚血・低酸素状態になり，加圧トレーニングと同じような効果がある．低負荷でも十分な筋力増強効果を示し，かつ血圧上昇も抑えられることがわかっている[11]．

3) ロコモ対策における筋力トレーニング

ロコモ対策における筋力トレーニングの代表的な種目は，スクワットやヒールレイズである．スクワットは「立つ」動作そのものであり，ヒールレイズで鍛えられる下腿三頭筋は，歩行動作に重要な筋である．筋力トレーニングは，筋力向上目的であれば，少なくとも週2〜3回で3か月程度継続することが必要とされている．

2.バランストレーニング

バランストレーニングは，バランスや歩行能力を高める運動であり，単独のトレーニングでは転倒予防にもっとも有効な手段である．

1) 静的バランストレーニング，動的バランストレーニング

バランストレーニングには，姿勢保持能力を高める静的バランストレーニングと，重心移動や移動の能力を高める動的バランストレーニングがある．「立つ・歩く」という動作には，両方のトレーニングを行うことが重要となるが，加齢により早期から低下する片脚立位保持能力への対策が必要となる．

2) ロコモ対策におけるバランストレーニング

開眼片脚立位運動は，骨密度の維持・改善[12]や転倒予防[13]に対する有効性が証明されているため，ロコモ対策の運動として積極的に取り入れていくべきである．

また，フロントランジも有用である．フロントランジは脚を大きく前方に踏み出し，重心移動を伴う動作であるため，筋力だけでなく，動的バランスや歩幅の改善にも有用であると考えられる．バランストレーニングも，筋力トレーニング同様，バランス改善を目的とする場合には，少なくとも週2〜3回で3か月程度継続することが望ましい．

3.ウォーキング

ウォーキングは，いつでもどこでも実施できるもっとも手軽で安全な運動である．その効果としては，持久力の増加（最大酸素摂取量の増加），歩行速度や歩幅の改善，生活習慣病の予防，認知機能低下の予防など多岐にわたり，ロコモ予防としてウォーキングを行うことは推奨される．具体的なウォーキング指導のポイントを**図1**に示す．

1）インターバル速歩

通常のウォーキングより効果の高い運動方法として，「インターバル速歩」がある．インターバル速歩は，スローペースの歩行とハイペースの歩行を3分ずつ繰り返す運動である．最大酸素摂取量の増加だけでなく，通常歩行では効果が期待できない膝伸展筋力の向上までもみられたと報告されている[14]．この方法は，特別な道具を必要とせず，速歩パートの時間や距離を調整すれば，個人に合わせ運動負荷も設定しやすい方法である．

2）ロコモ対策におけるウォーキング

健康日本21（第二次）では，65歳以上における1日の目標歩数は男性7,000歩，女性6,000歩とされている[15]．また，歩数と予防できる病気と障害の関連をみると，7,000～8,000歩で多くの疾患や障害を予防できることも示されている[16]〔表2〕．約1,000歩が10分程度の歩行時間であることを考えれば，ウォーキングを30～40分程度行うことで，その他の活動と併せ，1日の目標歩数に到達すると考えられる．

「健康づくりのための身体活動基準2013」では，65歳以上の高齢者の目標は，身体活動を「10METs・時/週」行うこととされ，毎日40分の身体活動や運動を行うことが推奨されている[17]．

4.ストレッチ

ロコモ予防としてのストレッチの効果としては，柔軟性の向上，関節可動域の改善（関節拘縮の予防），筋・腱・靱帯の障害予防などがある．

1）ストレッチ方法の種類

ストレッチの方法には，静的ストレッチ（筋の伸張を感じるところで動きを止め，持続的に伸張する），動的ストレッチ（動きを伴って伸張する），バリスティックストレッチ（反動をつけて伸張する）等がある．

高齢者では，外傷や障害の危険性が少なく，効果も高い静的ストレッチを行うことが推奨される．たとえば，アキレス腱などを伸ばす際に，身体を上下に動かし反動をつけるようなことはしなくてよい．1回のストレッチは，筋の伸張を感じる位置で，10～30秒程度行うことで効果が得られる．

2）ロコモ対策におけるストレッチ

ロコモ予防としては，変形性膝関節症予防のためのハムストリングのストレッチや腰周辺のストレッチなどを行うとよい．

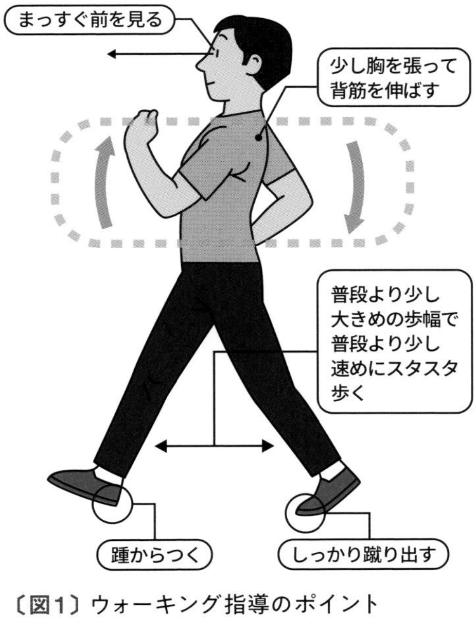

まっすぐ前を見る
少し胸を張って背筋を伸ばす
普段より少し大きめの歩幅で普段より少し速めにスタスタ歩く
踵からつく
しっかり蹴り出す

〔図1〕ウォーキング指導のポイント

【留意点】
・膝痛，腰痛が強いときは無理をしない
・睡眠不足や風邪気味のときは，運動を行わない
・準備運動と整理体操（ストレッチ）を必ず行う
・運動靴を使用する
・夏場は暑さを避けて，水分補給を十分に行う
・冬場は手袋や衣服による防寒に心がける
・1回の運動時間は，20～30分程度を目安に行い，徐々に60分程度まで増やす
・週3回以上が有効である
・ずっと速く歩くことが大変な場合には，『2分間早歩き，1分間ゆっくり』などリズムを変えて行うとよい
・自覚的に「楽である〜ややきつい」と感じる程度で行う

〔表2〕1日あたりの歩数，中等度活動（速歩き）時間で予防できる病気・病態

歩数（歩）	速歩き時間（分）	予防できる病気・病態
2,000	0	ねたきり
4,000	5	うつ病
5,000	7.5	要支援・要介護，認知症，心疾患，脳卒中
7,000	15	がん，動脈硬化，骨粗鬆症，骨折
7,500	17.5	体力低下，サルコペニア
8,000	20	高血圧症，脂質異常症，糖尿病，メタボ(75歳以上)
9,000	25	正常高値血圧，高血糖
10,000	30	メタボ(75歳未満)
12,000	40	肥満

速歩き時間とは，中等度負荷の運動を指す．
たとえば，1日で5,000歩を歩き，そのうち7.5分間程度，速歩き相当の運動を行うと，認知症や心疾患を予防できることを示している．
（青柳幸利：中之条研究－高齢者の日常身体活動と健康に関する学際的研究－．医学のあゆみ 253(9)：795，2015より引用）

運動を継続するための工夫

運動は1日だけ行ってもほとんど効果はなく，継続して行い習慣化しなければ意味がない．ここでは筆者らが行っている「運動を継続するための具体的な工夫」を紹介する．

1）運動の動機づけ

まず，重要なことは「運動の動機づけ」である．運動が健康によいことは知っているが，「どの運動を，どの程度行えばよいのか」を正確に知っている人は意外と少ない．上記に示した筋力，バランス，ウォーキング，ストレッチなどについて，運動パンフレットなどを作成し，行うべき頻度・回数（負荷量）・時間を具体的に伝えることが重要である．

2）運動を生活のなかに取り入れる

また，運動を生活のなかにどのように取り入れるかを一緒に考えていくことも重要である．運動は30分連続して行っても，10分を3回に分けて行っても効果はほとんど同じであり，ちょっとした空き時間を利用して運動を行うことを指導し，現在の生活パターンのどこに運動を組み入れることができるかを，具体例を提示しながら考えることが重要である．

3）中止の基準と再開の方法

運動を始めたとして，次は継続することが重要となる．運動を中断してしまう大きな理由は，痛みや疲労の発生である．表3にわれわれが実際に使用している運動の注意点を示す．痛みや疲労がある場合は，運動を休むことが必要であるが，その際に運動を再開する方法も一緒に伝えることが必要である．また継続を促す方法として，トレーニングノートなどを作成し，運動記録をつけることも有用である．

4）モチベーションを高める

運動の継続率を高めるには，定期的に運動へのモチベーションを高める刺激が必要である．筆者らが地域で実践している「ロコモコール講習会」は，運動継続の工夫として，運動パンフレットとトレーニングノートの配布に加えて，電話によるフォローアップ（3か月間に8回程度，運動実施状況の聴取と運動継続の励まし）を行った．この講習会は，専門家による指導が，初回の1回のみだが，

〔表3〕運動を行ううえでの留意点

- 運動の強度は，最初は低く設定し，徐々に負荷を強めていく
- 筋力トレーニングはゆっくりとした動きで行う
- 運動の前後には，準備運動と整理体操として，ストレッチを行うとよい
- 翌日まで疲労が続く場合は，運動量が多かったと判断して，負荷を軽くする
- 痛みが出現した場合でも運動後すぐに消失するようであれば，運動を続けて構わない
- 痛みが翌日まで持ち越すようであれば，運動を3日間中止する
- 3日で痛みが消失した場合には，運動量を減らして運動を再開する
- 3日以上痛みが持続するようであれば，整形外科に受診する
- 運動は継続が大切である．少なくとも週2回程度，続けられる範囲で運動を行う
- 運動中の転倒には注意する
- 風邪など体調の悪い日は，運動を中止する
- 風邪が治ったと思ってから，さらに2〜3日は運動を中止し，その後再開する

期間中の運動実施率は9割を超え，さらに終了6か月後の時点でも，約7割の参加者が，ロコトレを継続していた[18]．この取り組みのように，「運動の動機づけ」と「運動継続の工夫」を適切に実践することで，中高年の習慣的な運動を促し，ロコモを予防することは可能である．

引用・参考文献

1) Lauretani F, et al：Age-associated changes in skeletal muscles and their effect on mobility：an operational diagnosis of sarcopenia. J Appl Physiol 95(5)：1851-1860, 2003.
2) Skelton DA, et al：Strength, power and related functional ability of healthy people aged 65-89 years. Age Ageing 23(5)：371-377, 1994.
3) 木村みさかほか：高齢者への運動負荷と体力の加齢変化および運動習慣. J Sports Sciences 10(1)：722-728, 1991.
4) Bohannon RW, et al：Decrease in timed balance test scores with aging. Phys Ther 64(7)：1067-1070, 1984.
5) 坂田悍教ほか：【ロコモティブシンドローム 運動器科学の新時代】運動器疾患の疫学 地域在住高齢者の歩行能力に関する横断的・縦断的分析. 医学のあゆみ 236(5)：339-344, 2011.
6) Lusardi MM, et al：Determining Risk of Falls in Community Dwelling Older Adults：A Systematic Review and Meta-analysis Using Posttest Probability. J Geriatric Phys Ther 40(1)：1-36, 2017.
7) 杉浦美穂ほか：地域高齢者の歩行能力ー4年間の縦断変化ー. 体力科学 47(4)：467-478, 2008.
8) Furuna T, et al：Longitudinal change in the physical performance of older adults in the community. Jpn Phys Ther Assoc 1(1)：1-5, 1998.
9) 鈴木政登ほか：健康人の性・年齢別最大酸素摂取量（VO_2max）基準値及びVO_2max判定指標ー反復切断法によるVO_2max基準域の設定ー. 体力科学 52(5)：585-598, 2003.
10) Watanabe Y, et al：Effect of resistance training using bodyweight in the elderly：Comparison of resistance exercise movement between slow and normal speed movement. Geriatr Gerontol Int 15(12)：1270-1277, 2015.
11) Tanimoto M, et al：Effects of low-intensity resistance exercise with slow movement and tonic force generation on muscular function in young men. J Appl Physiol 100(4)：1150-1157, 2006.
12) 阪本桂造ほか：骨粗鬆症に対する運動療法；片脚起立訓練を中心に. 運動療物理療 16(1)：2-7, 2005.
13) Sakamoto K, et al：Effects of unipedal standing balance exercise on the prevention of falls and hip fracture among clinically defined high-risk elderly individuals：a randomized controlled trial. J Orthop Sci 11(5)：467-472, 2006.
14) Nemoto K, et al：Effects of high-intensity interval walking training on physical fitness and blood pressure in middle-aged and older people. Mayo Clin Proc 82(7)：803-811, 2007.
15) 厚生労働省：国民の健康の増進を総合的な推進を図るための基本的な方針. 健康日本21（第二次）. 2012. https://www.mhlw.go.jp/bunya/kenkou/dl/kenkounippon21_01.pdf（2021年7月29日検索）
16) 青柳幸利：中之条研究ー高齢者の日常身体活動と健康に関する学際的研究ー. 医学のあゆみ 253(9)：793-798, 2015.
17) 厚生労働省：健康づくりのための身体活動基準2013（概要）. https://www.mhlw.go.jp/stf/houdou/2r9852000002xple-att/2r9852000002xppb.pdf（2021年7月29日検索）
18) 新井智之ほか：自治体介護予防事業としてのロコモコールプログラムの運動機能改善効果と6ヵ月後の検証. JJOS 4(4)：531-540, 2018.

第5章 実践ロコモティブシンドロームの予防と治療

② ロコモーショントレーニングの実際

ロコモーショントレーニングとは

　ロコモーショントレーニングは, バランス能力訓練の片脚立ちと, 下肢筋力訓練のスクワットからなる[1]. 追加して行うロコトレプラスとして, ヒールレイズとフロントランジが推奨されている[1].

運動前の体調, 安全チェック

　運動指導や積極的な身体活動の際には, 安全性への配慮が必須である. 厚生労働省の「健康づくりのための身体活動基準2013」[2]に示されているスクリーニングシート〔図1〕やセルフチェックリスト〔図2〕などを用いてチェックする. また, 高齢者や歩行が不安定な者がロコトレを行う場合には, 机や椅子, 壁などつかまるところがある場所で行う, 介助者の見守りのもと行うなど, 転倒に注意する.

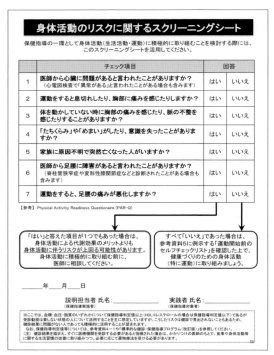

〔図1〕身体活動のリスクに関するスクリーニングシート

（厚生労働省：健康づくりのための身体活動基準2013. https://www.mhlw.go.jp/stf/houdou/2r9852000002xple-att/2r9852000002xpqt.pdf（2021年7月27日検索）より引用）

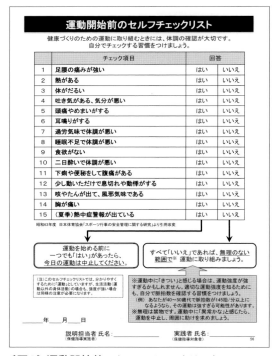

〔図2〕運動開始前のセルフチェックリスト

（厚生労働省：健康づくりのための身体活動基準2013. https://www.mhlw.go.jp/stf/houdou/2r9852000002xple-att/2r9852000002xpqt.pdf（2021年7月27日検索）より引用）

運動を中止すべき場合

　過度な運動や運動中止に関する明確な基準はないが，アメリカ疾病予防管理センター（CDC）の一般市民向けwebサイト[3]では，

・新しい運動の開始後には，多少の痛みやこわばり，腫脹が起こりうる．

・新しい運動に慣れるには6〜8週を要する．

・頻度や時間，種類を調節して運動を継続することにより，痛みが軽快する．

としており，多少の痛みであれば運動を継続することを勧めている．また，医療機関受診の目安として表1にあげた症状を参考にする[3]．

略語	**CDC** アメリカ疾病予防管理センター： Centers for Disease Control and Prevention

〔表1〕医療機関受診の目安

● 鋭い，持続する痛み

● 跛行を伴う痛み

● 運動後2時間以上続く痛み，または夜間に増悪する痛み

● 休息や投薬，アイシングで改善しない痛み，腫脹

● 腫脹の増悪，または関節の発赤，熱感

(Centers for Disease Control and Prevention：Physical Activity for Arthritis.
https://www.cdc.gov/arthritis/basics/physical-activity-overview.html#pain
（2021年7月27日検索）を参考に作成)

ロコトレの実際

　回数やセット数は目安であり，適宜増減する．

1.片脚立ち〔図3，図4〕

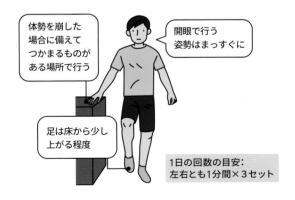

体勢を崩した場合に備えてつかまるものがある場所で行う

開眼で行う
姿勢はまっすぐに

足は床から少し上がる程度

1日の回数の目安：
左右とも1分間×3セット

〔図3〕片脚立ち

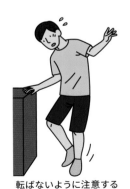

転ばないように注意する

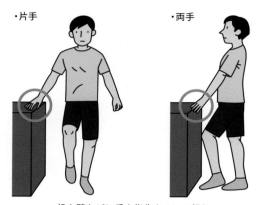

・片手 ・両手

机や壁などに手や指先をついて行う

〔図4〕片脚立ちが難しい場合

2.スクワット〔図5～7〕

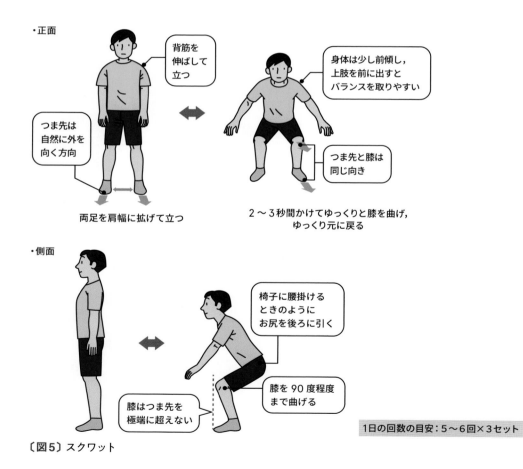

・正面

背筋を
伸ばして
立つ

つま先は
自然に外を
向く方向

両足を肩幅に拡げて立つ

身体は少し前傾し,
上肢を前に出すと
バランスを取りやすい

つま先と膝は
同じ向き

2～3秒間かけてゆっくりと膝を曲げ,
ゆっくり元に戻る

・側面

椅子に腰掛ける
ときのように
お尻を後ろに引く

膝を90度程度
まで曲げる

膝はつま先を
極端に超えない

1日の回数の目安：5～6回×3セット

〔図5〕スクワット

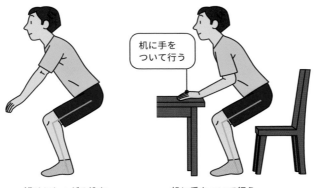

筋力が弱い，膝が痛い場合　　立位や歩行が不安定な場合(杖歩行の方など)

机に手を
ついて行う

浅めにしゃがみ込む

机に手をついて行う
椅子からの立ち座りをゆっくりと行う

〔図6〕スクワットが難しい場合

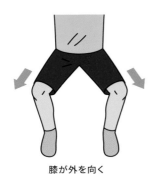
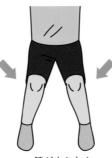
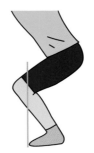

膝が外を向く　　　　　　膝が内を向く　　　　　膝が前に出すぎている

〔図7〕スクワット：良くない例

3.ヒールレイズ〔図8〕

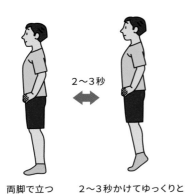
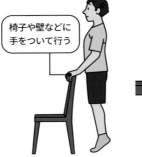
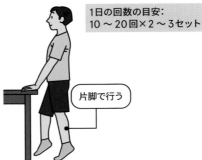

1日の回数の目安：
10 〜 20回×2 〜 3セット

椅子や壁などに
手をついて行う

片脚で行う

2〜3秒

両脚で立つ　　2〜3秒かけてゆっくりと
　　　　　　踵を上げ，ゆっくり元に戻る

不安定な場合　　両脚で楽にできる場合

〔図8〕ヒールレイズ

第
5
章

実践ロコモティブシンドロームの予防と治療

4.フロントランジ〔図9〕

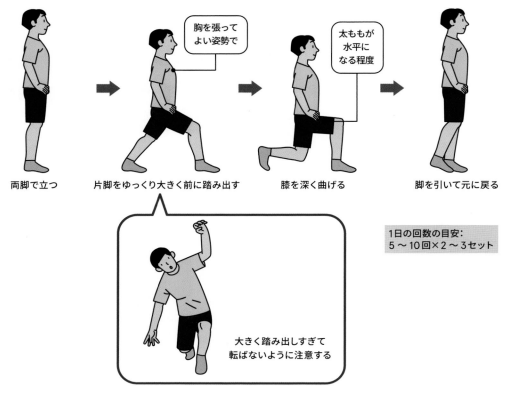

両脚で立つ　　片脚をゆっくり大きく前に踏み出す　　膝を深く曲げる　　脚を引いて元に戻る

胸を張って
よい姿勢で

太ももが
水平に
なる程度

1日の回数の目安:
5〜10回×2〜3セット

大きく踏み出しすぎて
転ばないように注意する

〔図9〕フロントランジ

引用・参考文献

1） 日本整形外科学会ロコモティブシンドローム予防啓発公式サイト：ロコモONLINE.
https://locomo-joa.jp/check/locotre/（2021年7月27日検索）
2） 厚生労働省：健康づくりのための身体活動基準2013.
https://www.mhlw.go.jp/stf/houdou/2r9852000002
xple-att/2r9852000002xpqt.pdf（2021年7月27日検索）

3） Centers for Disease Control and Prevention：
Physical Activity for Arthritis.
https://www.cdc.gov/arthritis/basics/physical-
activity-overview.html#pain（2021年7月27日検索）

❸ ロコモーショントレーニング(ロコトレ)の効果

ロコモ対策の運動として，日本整形外科学会はロコモーショントレーニング（ロコトレ）を推奨している[1]．ロコトレの代表的な運動はスクワットと片脚立ちである．さらに，ロコトレにプラスして行うとよい運動（ロコトレプラス）として，ヒールレイズ（踵上げ）とフロント（フォワード）ランジがある．

本項では，ロコトレとしてスクワットと片脚立ちの効果を示すとともに，ロコトレ介入による身体機能改善効果についてまとめる．

それぞれのロコトレの効果

1.スクワット

スクワットは，キング・オブ・エクササイズとよばれるほど，筋力トレーニングを代表する運動である．

スクワットは，行う姿勢によって活動する筋が異なる．ロコトレで推奨しているスクワットは，腰を後に引きながら膝を曲げ，膝が前に出ないスクワットである〔図1〕．

この姿勢でスクワットを行うことで，大腿四頭筋だけでなく，大殿筋，ハムストリングス，前脛骨筋などの筋が動員され，多くの筋を一度に鍛えることができる[2]．さらに，この姿勢は膝の痛みが出現しにくい方法であり，高齢者に適した運動であるといえる．

またスクワットは，動作時間をゆっくり行うことも重要である〔図2〕．具体的には2〜3秒かけて腰を落とし，2〜3秒かけて元に戻ることが推奨されている（1回5〜6秒）[1]．動作をゆっくり行うトレーニングはスロートレーニングとして知られ，高齢者や低体力者に対しても比較的安全に行うことができる．

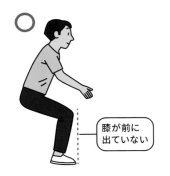

A．正しい姿勢のスクワット

○
膝が前に
出ていない

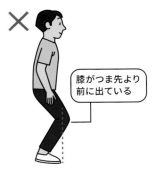

B．良くない姿勢のスクワット
（膝の痛みが生じやすい）

×
膝がつま先より
前に出ている

〔図1〕スクワットのフォーム

膝が前に出ないスクワット（A，左図）では，膝の前面と後面の筋がバランスよく活動する．膝がつま先より前に出るスクワット（B，右図）では，膝の前面筋のみ活動し，膝の前面に過度な圧迫力がかかる．

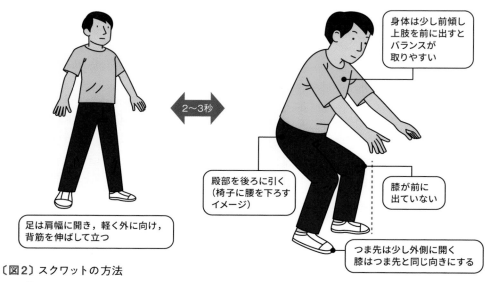

身体は少し前傾し上肢を前に出すとバランスが取りやすい

2〜3秒

殿部を後ろに引く（椅子に腰を下ろすイメージ）

膝が前に出ていない

つま先は少し外側に開く膝はつま先と同じ向きにする

足は肩幅に開き，軽く外に向け，背筋を伸ばして立つ

〔図2〕スクワットの方法

2〜3秒かけてお尻を下ろす．その後，2〜3秒かけてお尻を上げ，元の姿勢に戻る．ゆっくりとした動作で行うように指導する．1セット5〜6回とし，1日3セットで，毎日行うように指導する．

2.片脚立ち

　片脚立ちはダイナミックフラミンゴ療法ともいわれ，バランスを鍛える代表的な運動であり，転倒予防効果があることが示されている[3]．また，片脚立ち実施中には中殿筋や小殿筋といった大腿外側の筋群が活動する[4]ことがわかっており，下肢の支持性を高める効果も期待できる〔図3〕．

　実際の指導では，左右1分間ずつ1日3回行い，ふらついたときに支えられるように，机や壁の近くで行うように指導する．

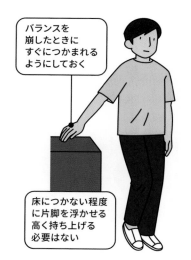

バランスを崩したときにすぐにつかまれるようにしておく

床につかない程度に片脚を浮かせる高く持ち上げる必要はない

A．支えなしの場合の片脚立ち

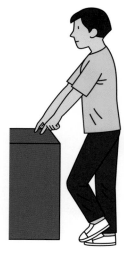

B．支えが必要な人の片脚立ち

〔図3〕片脚立ちトレーニングの方法

左右の脚で1分間ずつ，1日3セットを行うことを目標とする．挙げる脚ではなく，支える側の脚のトレーニングであることを意識してもらう．運動負荷は支える程度で調整する．個人の容態に合わせ運動を続けていくなかで，「両手支え」→「片手支え」→「指先支え」→「支えなし」と段階的に支えの程度を減らしていく．

3.ロコトレプラス〔図4〕

1) ヒールレイズ

　ヒールレイズは，立位で踵をゆっくり上げ下げする運動であり，下腿三頭筋や足趾把持力を鍛えることができる運動である．これらの筋はスクワットでは鍛えることができないが，歩行時の蹴り出しや，立位姿勢の重心移動を調整するためにきわめて重要である．ヒールレイズを行うことで，下腿三頭筋や足趾把持力の向上だけでなく，立位バラン

ス，歩行速度が改善することが証明されており[5]，ロコモ予防に重要なトレーニングである．

2) フロントランジ

　フロント（フォワード）ランジは，立位姿勢から片脚を大きく踏み出した後，膝を曲げながら腰を下方に下げる運動であり，大腿や下腿の筋力向上，歩行速度や歩幅の改善も期待できる．スクワットより負荷が大きい運動であり，壮年期や運動機能が保たれている高齢者に適している．

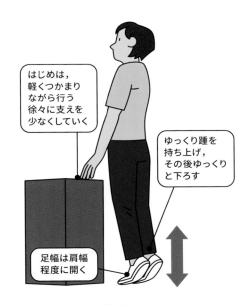

はじめは，
軽くつかまり
ながら行う
徐々に支えを
少なくしていく

ゆっくり踵を
持ち上げ，
その後ゆっくり
と下ろす

足幅は肩幅
程度に開く

A．ヒールレイズの運動方法
1セット10〜20回として，1日2〜3セットを目標とする．
踵を"ドスン"と落とすように行うと，骨へ刺激が加えることができるが，腰痛が発生する可能性があるので注意する．

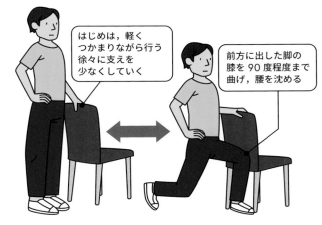

はじめは，軽く
つかまりながら行う
徐々に支えを
少なくしていく

前方に出した脚の
膝を90度程度まで
曲げ，腰を沈める

B．フロントランジの運動方法
1セット左右下肢5〜10回ずつとし，1日2〜3セットを目標とする．
スクワットでは物足りない人向けの運動である．
ゆっくりとした動作で，脚を交互に行う．

〔図4〕ロコトレプラス（A：ヒールレイズ，B：フロントランジ）の方法

ロコトレの介入効果

1.ロコトレの利点

　ロコトレの利点は，種目数が少なく，誰にでも理解しやすい運動で，短時間で場所を選ばずにできることである．地域の健康教室や臨床場面で

の運動指導などさまざまな場面で活用できる．実際にわれわれは，スクワット，片脚立ち，ヒールレイズの3種目のロコトレに，ウォーキングを加えた4つの運動を指導している．

2.ロコトレの効果

地域の中高年303人を対象にした6か月間の無作為化比較対照試験を行った結果，ロコトレ介入群は，コントロール群に比べ，膝伸展筋力，片脚立ち時間，歩行速度，痛みが有意に改善した〔図5〕．さらに1年後の転倒発生率は，女性において，ロコトレ介入群4.8％，コントロール群16.7％となり，介入群で有意に転倒発生が減少した[6～8]．ロコトレは中高年の移動機能向上と転倒予防に有効である．

また，この研究におけるロコトレ実施率は8割を超え，1年後の追跡調査でも約7割の高齢者が週2回以上のロコトレを継続していた．また別の調査では，単発の講習会（n＝461）後の週2回以上のロコトレ実施率は，2か月後で65.6％，2年後で47.4％であった[9]．専門家による指導が1回だけにもかかわらず，2年後に約半数の参加者が運動を継続していたことからも，ロコトレが継続率の高い運動であることがわかる．

＊

以上のように，ロコトレは継続率が高い運動で，中高年の運動機能向上や転倒抑制に有用であ

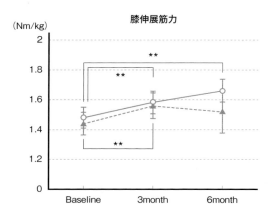

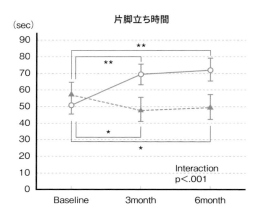

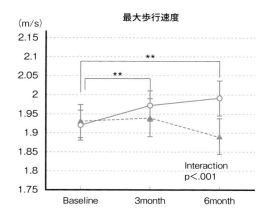

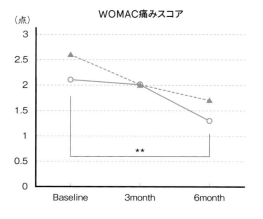

〔図5〕ロコトレの介入効果

ロコトレによりバランス機能，下肢筋力，歩行能力，痛みが有意に改善する．

（石橋英明ほか：ロコモティブシンドロームの国民的認知度向上とエビデンス構築に向けた活動－地域在住中高年者におけるロコモティブシンドローム対策のための運動介入効果．日整会誌 90(10)：821-828, 2016をもとに作成）

る. ロコモは加齢に伴って生じる運動器の脆弱化と運動機能低下であり, 習慣的に運動を行うことがロコモ対策の中心となる. 本項で紹介したロコトレを基本の運動として, 個人の能力に合わせ, 種々の運動を追加して取り入れることがロコモ対策に有用であると考えられる. 高齢化・長寿化が進み, 健康寿命延伸が急務でとなっているわが国において, ロコモを予防することは超高齢社会を生き抜くための最重要テーマである.

引用・参考文献

1) 日本整形外科学会ロコモティブシンドローム予防啓発公式サイト:ロコモONLINE. ロコトレ.
https://locomo-joa.jp/check/locotre/ (2021年7月29日検索)
2) 工藤裕仁ほか:フォームの異なるスクワット動作の筋電図学的分析. 日本臨床バイオメカニクス学会誌 21:503-506, 2000.
3) Sakamoto K, et al:Effects of unipedal standing balance exercise on the prevention of falls and hip fracture among clinically defined high-risk elderly individuals: a randomized controlled trial. J Orthop Sci 11(5):467-472, 2006.
4) 田籠久実ほか:変形性股関節症患者の外転筋筋力及び筋活動評価. 理学療法 14(8):631-635, 1997.
5) Fujiwara K, et al:Effects of regular heel-raise training aimed at the soleus muscle on dynamic balance associated with arm movement in elderly women. J Strength Cond Res 25(9):2605-2615, 2011.

6) Maruya K, et al:Effect of a simple and adherent home exercise program on the physical function of community dwelling adults sixty years of age and older with pre-sarcopenia or sarcopenia. J Phys Ther Sci 28(11):3183-3188, 2016.
7) 石橋英明ほか:ロコモティブシンドロームの国民的認知度向上とエビデンス構築に向けた活動-地域在住中高年者におけるロコモティブシンドローム対策のための運動介入効果. 日整会誌 90(10):821-828, 2016.
8) 新井智之ほか:地域在住中高年者に対するロコモーショントレーニングの転倒予防効果の検討. 第2回日本予防理学療法学会学術集会抄録集:38, 2015.
9) 新井智之ほか:高齢者に対する単発のロコモ講習会後の運動継続率 2ヵ月後と2年後の追跡アンケート調査から. 日骨粗鬆症会誌 4(2):171-176, 2018.

第5章 実践ロコモティブシンドロームの予防と治療

④ 膝痛トレーニング（膝OAの運動療法）

膝OAの運動療法の目的

変形性膝関節症（膝OA）の運動療法の目的は，疼痛緩和，身体機能の改善および生活の質（QOL）の向上であり，これまでの報告でも運動療法の有用性が報告されている[1]．そのため，膝OAはロコモティブシンドロームの原因疾患の一つであり，予防や対策のために運動習慣を取り入れることが推奨されている．また，ロコモーショントレーニングとしてはスクワットと開眼片脚起立が推奨されているが，痛みを有する膝OA患者では困難なことが多い．本項では，膝OA患者におけるトレーニングの詳細を述べる．

略語	
膝OA	変形性膝関節症：knee osteoarthritis
QOL	生活の質：quality of life

トレーニングの種類

1.関節可動域訓練および柔軟性の獲得

関節可動域訓練には，他動訓練，自動介助訓練，自動訓練がある．痛みにより局所の筋収縮をさせづらいときは他動訓練を行うが，徒手筋力テストで3以上（重力に抗して関節運動が可能）ある場合には自動運動も併用する．

2.バランス訓練

開眼片脚起立時間を計測することで評価可能であり，訓練の際には転倒に気をつけながら支持可能なものを近くに置いた状態で行うのが望ましい．膝OA患者の開眼片脚起立時間には，年齢のほかに膝関節屈曲拘縮および内反変形の程度が関与していることが知られており，これらを有する患者の場合にはとくに注意が必要である[2]．

3.筋力強化

筋力強化を処方する際には，運動様式，筋収縮様式，運動負荷の種類，荷重の有無などを考慮する必要がある〔**表1**〕．遠心性収縮は低い運動強度でも大きな運動負荷を得られるが，過負荷にならないように注意する必要がある[3]．大腿四頭筋を中心とした膝周囲の筋肉だけでなく股関節周囲や体幹も重要である．

4.有酸素運動

有酸素運動とは，有酸素系エネルギー供給機構に依存した運動であり，低強度・長時間の運動を示す．また，衝撃の少ないエアロビクス運動や水中での運動が効果的である．

〔表1〕筋力強化法の分類

運動様式	静的 動的（求心性・遠心性）
筋収縮様式	等尺性収縮（運動様式の静的） 等張性収縮（運動様式の動的） 等速性収縮（運動様式の動的）
荷重	荷重 非荷重
負荷様式	最大筋力 最大反復

トレーニングの実際

膝OA患者はそれぞれ疼痛や変形の程度が異なるためアプローチを変える必要がある。理想的なトレーニングは、①患者個別にデザインする、②理学療法士指導のもとに行う、③ホームエクササイズも実施するよう指導する、ことである。

一般に、重症度が進行すると疼痛および腫脹が悪化し、関節機能も低下する〔図1〕。

1.初期:単純X線におけるKellgren-Lawrence(KL)Grade 1〜2

初期は膝に違和感がある程度で疼痛は軽度であり、負荷をかけて運動療法を行うことが可能である。トレーニングとしては、スクワット〔図2〕、椅子からの立ち上がり〔図3〕、側臥位・仰臥位での股関節外転〔図4〕、爪先立ち〔図5〕、ブリッジ〔図6〕などがある。片側各10回を1セットとして1日に2セットから開始して、痛みがなく余

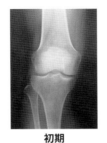 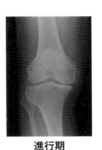 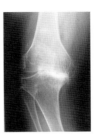

	初期	進行期	末期
X線Grade（KL分類）	1-2	2-3	3-4
痛み・腫脹・変形			
可動域・バランス能力・筋力			
日常生活への支障	−	+	++

〔図1〕重症度の進行による機能障害と日常生活への支障

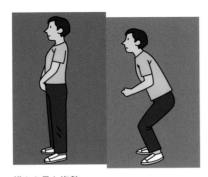

横から見た姿勢

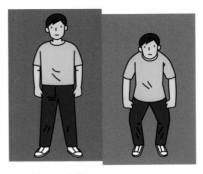

正面から見た姿勢

〔図2〕スクワット

痛みの出ない範囲で行う。殿部を踵に近づけるようにしゃがむが、膝の角度は患者の状態を見ながら調節が必要になる。足の間隔は肩幅程度で行うが、変えて行ってもよい。

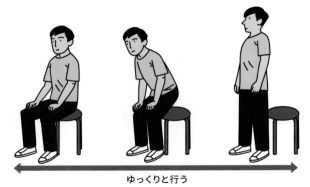

〔図3〕椅子からの立ち上がり

ゆっくりと行う

ゆっくりと立ち上がり, 座るときもゆっくりと行う.

・側臥位

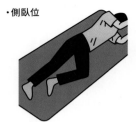

下側の膝を曲げて体を安定させる

上側(トレーニング側)の膝はしっかりと伸ばし, 足を少し後ろに反らしながらゆっくりと開く. 閉じるときもゆっくりと行う

〔図4〕側臥位・仰臥位での股関節外転

・仰臥位

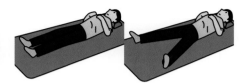

側臥位で行うのが難しければ仰臥位で行ってもよい

・通常

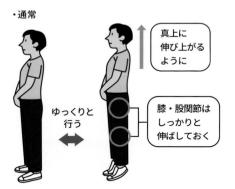

真上に伸び上がるように

膝・股関節はしっかりと伸ばしておく

ゆっくりと行う

ゆっくりと爪先立ちになり, ゆっくりと元に戻す

〔図5〕爪先立ち

・膝の痛みなどで不安定な場合

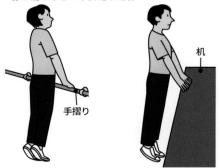

手摺り

机

膝が痛いと不安定になるため, 手摺りをもったり机に手をついたりしながら行う

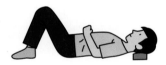

仰向けになり両膝を立てる

〔図6〕ブリッジ

腰が痛い場合には行わない. 腰が反らない範囲で行う.

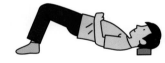

ゆっくりと殿部を持ち上げていき, ゆっくりと下ろしていく

裕があれば3セットと回数を増やすようにする。1日に2～3種類を選んで毎日行うとよい.

2.進行期:KL Grade 2～3

進行期では膝関節に明らかな疼痛および腫脹があり,日常生活に支障が出始める.そのため,運動療法としては負荷を軽減しつつ行う必要がある.トレーニングとしては,大腿四頭筋セッティング〔図7〕,下肢伸展挙上(SLR)〔図8〕,側臥位・仰臥位での股関節外転〔図4〕,爪先立ち〔図5〕,爪先上げ〔図9〕,足趾の運動〔図10〕などがある.回数や頻度に関しては初期におけるトレーニングと同様である.

3.末期:KL Grade 3～4

末期になると膝関節の疼痛および腫脹に加えて変形が顕著となり,日常生活にも大きな支障が生じる.トレーニングとしては,進行期よりもさらに低負荷とする必要があり,頻度を重視する.大腿四頭筋セッティング〔図7〕,SLR〔図8〕,椅子に腰掛けた状態での股関節内転・外転〔図11〕,椅子に腰掛けた状態での足踏み〔図12〕,椅子に腰掛けた状態での膝の曲げ伸ばし〔図13〕,爪先上げ〔図9〕,足趾の運動〔図10〕などがある.

略語 **SLR** 下肢伸展挙上:straight leg raising

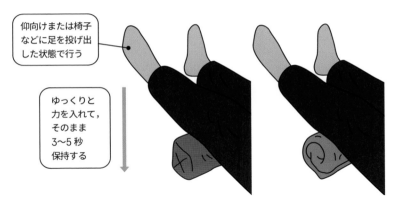

膝を伸ばすのが痛ければ,痛くない程度まで膝下にタオルを丸めたものなどを入れてもよい

〔図7〕大腿四頭筋セッティング
関節運動を伴わず非荷重で行えるため痛みが出にくい.
膝裏を床や椅子に押し付けるように太ももにゆっくり力を入れる.

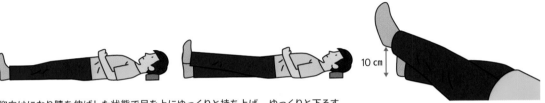

仰向けになり膝を伸ばした状態で足を上にゆっくりと持ち上げ,ゆっくりと下ろす

上げる高さは10cm程度でよい

〔図8〕下肢伸展挙上(SLR)
膝が痛くて上がらなければ,痛みのない範囲で力を入れるだけでもよい.

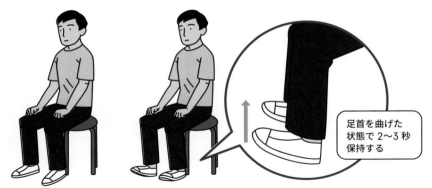

椅子に座り爪先を上にあげることを意識しながら，できるだけ足首を曲げていく

〔図9〕爪先上げ

膝が痛い状態で歩くと爪先が引っかかりやすくなるため，予防のために行う．

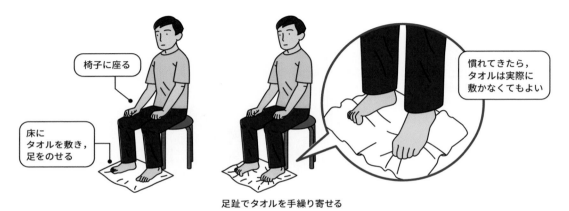

〔図10〕足趾の運動

足趾でタオルを手繰り寄せる

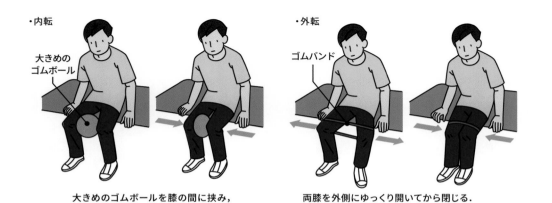

大きめのゴムボールを膝の間に挟み，
ゆっくりとボールを押しつぶしていく

両膝を外側にゆっくり開いてから閉じる．
可能であればゴムバンドかベルトを巻いて行う

〔図11〕椅子に腰掛けた状態での股関節内転・外転

122

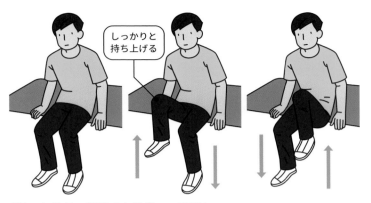

〔図12〕椅子に腰掛けた状態での足踏み
太ももをしっかりと持ち上げながらリズムよく行う.

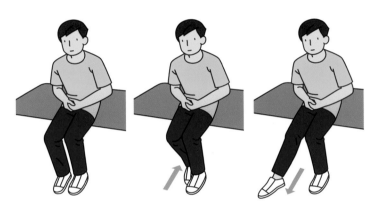

足裏全体を床につける　　　　足裏を床に滑らせるように前後させる

〔図13〕椅子に腰掛けた状態での膝の曲げ伸ばし

おわりに

　重症度は患者ごとに異なるため個別化してトレーニングする必要があるが, それを行うには現状ではリハビリテーション施設に通ってもらうしかない. 今後はスマートフォンなどのデジタルツールを使用した個別化可能なトレーニングアプリの開発などが進んでいくと考えられる.

引用・参考文献

1) Kraus VB, et al：Effects of Physical Activity in Knee and Hip Osteoarthritis：A Systematic Umbrella Review. Med Sci Sports Exerc 51：1324-1339, 2019.
2) Harato K, et al：Factors affecting one-leg standing time in patients with end-stage knee osteoarthritis and the age-related recovery process following total knee arthroplasty. J Orthop Surg Res 12：21, 2017.

3) Isner-Horobeti ME, et al：Eccentric exercise training：modalities, applications and perspectives. Sports Med 43：483-512, 2013.

❺ 腰痛トレーニング

腰痛トレーニングの目的

腰痛は愁訴率が高く，重要な健康問題の一つである．ロコモティブシンドローム（以下，ロコモ）の原因である骨粗鬆症，変形性脊椎症，腰部脊柱管狭窄症などの脊椎変性疾患では，慢性の腰痛を伴うことが多い．慢性腰痛に対する運動療法は，有効性にエビデンスがあり，ガイドライン上で推奨されている[1]．

また，骨粗鬆症性の椎体骨折や変形性脊椎症に伴う脊柱後弯変形では，腰背部痛や下肢痛，身体機能の低下により生活の質（QOL）が悪化する．脊柱可動性や背筋力の低下はQOL低下と密接に関連することから[2]，その改善には運動療法が有効と考えられる．

一方，急性または亜急性の腰痛に対する運動療法の有効性は示されておらず，ガイドラインでは推奨されていない[1]．

> **略語** **QOL** 生活の質：quality of life

慢性腰痛に対する運動療法

慢性腰痛に対する運動療法には有酸素運動，体幹筋力増強，体幹安定化運動，ストレッチングなどがあり，いずれも慢性腰痛の改善に有効とされている[3,4]．

運動の種類による効果の差は明らかではなく，それぞれの運動の特徴や利点，欠点をよく理解して適切な方法を選択する必要がある．

1.有酸素運動

有酸素運動は，軟部組織の血流と栄養を増加させて組織の修復を促し，身体機能を高める機序などにより慢性腰痛を改善する効果がある[5]．有酸素運動には，ウォーキング，水中ウォーキング，自転車（エルゴメーター，サイクリング），ランニングなどがあり，患者の年齢，身体機能，心肺機能や環境に応じて選択する．

運動は，最大心拍数の40〜60％までの中等度の強度でも，最大心拍数の85％までの高強度

でも慢性腰痛に対し有効だが，高強度になるほど効果が上がるとされる[4]．ロコモを伴う中高齢者に対しては，リスクや継続性を総合的に考慮し，最大心拍数が40〜60％以下の中等度以下の有酸素運動が推奨されている[4]．

2.体幹筋に対する運動療法

慢性腰痛患者では，健常人と比べて体幹筋力が低下し，とくに体幹伸展筋力が低下する[6,7]．また，慢性腰痛患者では椎間の安定性や協調運動が障害されており，これには腹横筋や多裂筋などの体幹深部筋（core muscle）のコントロール障害が関連する．

モーターコントロールエクササイズは，コアスタビリティトレーニングともよばれ，体幹深部筋の活性化と，筋の調節や協調能力の回復を目的とするもので，慢性腰痛に対して疼痛緩和効果が示されている[8]．体幹深部筋を賦活化，強化する運動と

してドローイン，ドッグバード，サイドブリッジがよく知られ，その他さまざまな運動法が提唱されている．

ドローイン〔図1A〕は，腹部を引き込むことにより選択的に腹横筋を収縮させることを習得させる方法である．

ドッグバード〔図1B〕はハンドニーフロントブリッジともよばれ，多裂筋，大殿筋，腹横筋などが賦活化，強化され，腰椎・骨盤の安定性の確認ができる方法でもある．

サイドブリッジ〔図1C〕では内外の腹斜筋，腹横筋，中殿筋などが賦活化，強化される．これら体幹深部筋の強化運動単独でも有効であるが，体幹伸展筋力などの筋力増強運動を加えることで，慢性腰痛に対してさらに効果的と考えられる[4]．

3.ストレッチング

体幹と股関節周囲筋の柔軟性を高めることによる慢性腰痛の軽減効果が示されている[4]．

多裂筋〔図2A〕，腹直筋〔図2B〕，脊柱起立筋〔図2C〕，ハムストリング〔図2D〕，腸腰筋〔図2E〕，大腿直筋，大腿筋膜張筋，大殿筋などがキーマッスルとしてあげられる．わが国における多施設ランダム化比較試験では，体幹筋力強化とストレッチを家庭で実施することにより，健康関連QOLの改善効果が示されている[7]．

4.推奨される運動療法

このような運動療法は，それぞれ単独で疼痛，腰椎可動域や機能障害，運動機能，健康状態，筋力や筋持久力，そしてQOLの改善に有効とされており，ガイドライン上でも慢性腰痛治療として強く推奨されている[1]．しかし，運動療法の種類による効果の差はなく，至適運動量や頻度，期間は明らかではなく，個々の患者の状態に応じてプログラムした運動を，医療者による指導・管理下で行うことにより，痛みや身体機能の改善に有効とされる[3]．

近年では，ストレッチングによる姿勢の適正化，筋力増強，深部筋強化，有酸素運動を組み合わせ，家庭で実施可能な強度の少ない統合的な運動プログラムが提唱されており[9]，とくにロコモを伴う中高齢者に対して有用と考えられる．

第5章 実践ロコモティブシンドロームの予防と治療

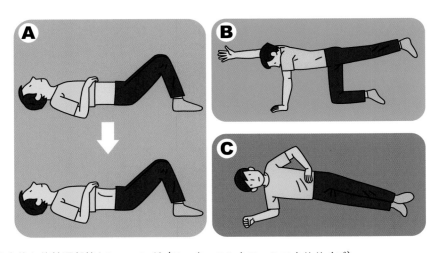

〔図1〕代表的な体幹深部筋トレーニング（モーターコントロールエクササイズ）
A. ドローイン　：仰臥位で膝を立て，息を吐きながらゆっくりとお腹をへこませることで，腹横筋を収縮させる．
B. ドッグバード　：四つん這いになり，片方の上肢を前方にまっすぐ伸ばし，対側の下肢を後方にまっすぐ伸ばし，その姿勢を維持する．
C. サイドブリッジ：横向きになり，肘から前腕を床に着き，同側の足を支点にして身体を持ち上げ，その姿勢を維持する．

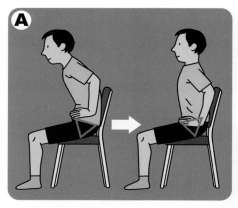
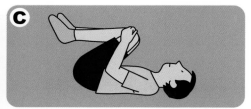
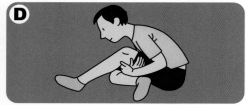
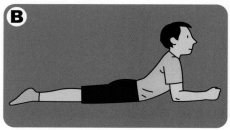
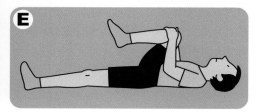

〔図2〕ストレッチング

A. 多裂筋 ：座位で骨盤の前傾と後傾を交互に行う．
B. 腹直筋 ：腹臥位でゆっくり体幹を伸展させる．
C. 脊柱起立筋 ：仰臥位で背中を丸めるようにゆっくり膝を抱え込む．
D. ハムストリング：座位で片側下肢を胸部と大腿が離れないように抱え込み，膝を伸展させる．
E. 腸腰筋 ：仰臥位で片側下肢を伸展し，対側の膝を抱え込む．

脊柱後弯に対する運動療法

脊柱後弯は疼痛や身体活動性の低下，バランス障害による易転倒性を生じ，呼吸機能や胃食道逆流症など内臓障害の原因となり健康関連QOLを低下させ，さらには生命予後にも影響を及ぼす[2, 10]．脊柱後弯者のQOL低下には，腰背部痛，可動性低下，そして背筋力低下が重要な役割を果たすことから，背筋力を増加させる運動はその改善に有効と考えられる．

脊柱後弯を改善する運動療法を実施することにより，姿勢や身体活動性の改善効果が示されている[10]．われわれは，閉経後骨粗鬆症患者（平均年齢67歳）に対し，低負荷の背筋運動を4か月間継続するランダム化比較試験を実施した[11]．こ

れは腹部に枕を入れて腹臥位をとって中間位まで引き上げ，5秒間保持する運動を1日10回，週5回自宅にて行わせた〔図3〕．この際，体幹の過伸展はしないよう指導した．その結果，背筋力の増加とともにQOLの改善が得られ，とくに身体活動性や姿勢の項目において有意に改善した．さらにSpinalMouse®で計測した脊柱アライメントでは，腰椎前弯が平均3°改善した[11, 12]．この運動療法は，家庭において短時間で実施可能で，運動実施率は73%と継続性があり，適切に行えば有害事象もなく安全に行えるため，高齢者に対して有用と考えられる．

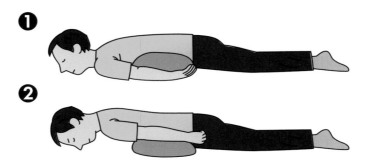

〔図3〕低負荷背筋力増強運動
①腹臥位で腹部の下に枕を入れる.
②体幹を重力に抗して持ち上げ,脊柱中間位で5秒間維持する動作を1日10回
実施する.中間位までとし,過伸展しないよう注意する.

腰部脊柱管狭窄症に対する運動療法

腰部脊柱管狭窄症では腰椎の伸展により症状が誘発されるため,本疾患の病態や病期を判断した適切な運動処方が必要である.運動プログラムは,ストレッチング,筋力増強運動を主体とした全身の調整運動,そして患者教育からなる総合的な処方が提唱されている[13].本疾患の患者は,症状を誘発しないように前屈位姿勢をとることが多く,屈曲側の体幹・下肢の拘縮がみられるため,これらのストレッチを行う.

林らは,馬尾性間欠跛行を伴う患者では,腰椎後弯可動性テスト(PLFテスト)〔図4〕が歩行距離と相関することを示したうえで,拘縮改善を目的とする運動療法を実施し,股関節拘縮や腰椎可動性,歩行障害が改善すると述べた[14].このPLFテストは下位腰椎の可動性を反映し,可動性の低下した患者に対しては多裂筋や脊柱起立筋など腰部伸展筋のストレッチング〔図2A,C〕が有効である.

> 略語 PLFテスト 腰椎後弯可動性テスト:
> posterior lumbar flexibility test

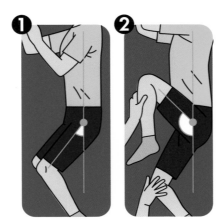

〔図4〕腰椎後弯可動性テスト(PLFテスト)
①開始肢位は側臥位で股関節を45°屈曲させる.
②他動的に上方の股関節を屈曲させ,抵抗なく胸部まで接触できれば陰性とする.

おわりに

　運動療法は，変形性脊椎症，骨粗鬆症，腰部脊柱管狭窄症，脊柱後弯症などロコモに関連する疾患に伴う慢性腰痛や症状に対して有用と考えられる．しかし，単独での治療効果は限定的な場合も多く，また適切な運動強度や頻度はまだ確立されておらず，薬物治療など他の保存療法と，あるいは種類の異なる運動療法を組み合わせて適切に処方する必要がある．また高齢者への運動療法の処方に際しては，安全性への配慮が重要である．

引用・参考文献

1 ） 日本整形外科学会診療ガイドライン委員会編：腰痛診療ガイドライン2019. 南江堂, 2019.
2 ） Miyakoshi N, et al：Back extensor strength and lumbar spinal mobility are predictors of quality of life in patients with postmenopausal osteoporosis. Osteoporos Int 18(10)：1397-1403, 2007.
3 ） Hayden JA, et al：Exercise therapy for treatment of non-specific low back pain. Cochrane Database Syst Rev(3)：CD000335, 2005.
4 ） Gordon R, et al：A Systematic Review of the Effects of Exercise and Physical Activity on Non-Specific Chronic Low Back Pain. Healthcare(Basel) 4(2)：22, 2016.
5 ） Lin CW, et al：Relationship between physical activity and disability in low back pain: a systematic review and meta-analysis. Pain 152(3)：607-613, 2011.
6 ） Lee JH, et al：Trunk muscle weakness as a risk factor for low back pain. A 5-year prospective study. Spine(Phila Pa 1976) 24(1)：54-57, 1999.
7 ） Shirado O, et al：Concentric and eccentric strength of trunk muscles：influence of test postures on strength and characteristics of patients with chronic low-back pain. Arch Phys Med Rehabil 76(7)：604-611, 1995.
8 ） Saragiotto BT, et al：Motor Control Exercise for Nonspecific Low Back Pain：A Cochrane Review. Spine(Phila Pa 1976) 41(16)：1284-1295, 2016.
9 ） Jinnouchi H, et al：Effects of Low-Dose Therapist-Led Self-Exercise Education on the Management of Chronic Low Back Pain：Protocol for a Community-Based, Randomized, 6-Month Parallel-Group Study. Spine Surg Relat Res 3(4)：377-384, 2019.
10） Kado DM：The rehabilitation of hyperkyphotic posture in the elderly. Eur J Phys Rehabil Med 45(4)：583-593, 2009.
11） Hongo M, et al：Effect of low-intensity back exercise on quality of life and back extensor strength in patients with osteoporosis：a randomized controlled trial. Osteoporos Int 18(10)：1389-1395, 2007.
12） 本郷道生ほか：骨粗鬆症患者に対する背筋運動療法の腰背痛と脊柱弯曲に及ぼす効果. J Spine Res 5：901-904, 2014.
13） Bodack MP, et al：Therapeutic exercise in the treatment of patients with lumbar spinal stenosis. Clin Orthop Relat Res (384)：144-152, 2001.
14） 林典雄ほか：馬尾性間欠跛行に対する運動療法の効果. 日本腰痛学会誌 13(1)：165-170, 2007.

2. 治療

❶ 変形性膝関節症に対する手術療法

治療戦略の中での手術治療

　変形性膝関節症（膝OA）は，加齢に伴う膝関節の半月板，軟骨の変性に始まり，骨棘形成，関節裂隙の狭小化を経て，膝関節のアライメント異常や関節拘縮といった構造的変化をもたらす．構造上の変化はレントゲンにて評価することができ，吉村らの報告ではレントゲン上で膝OAの所見を有する人の数は国内で2,500万人と推計されている[1]．

　膝関節の構造的変化の進行は，しばしば軟部組織の腫脹や関節水腫といった炎症反応を伴い，さらに疼痛症状をもたらすことになる．膝OAによる病院受診のほとんどは疼痛症状を契機とするものであることから，その治療の主目的は疼痛症状のコントロール・軽減に向けられる．

　一方で，膝関節機能の変化も膝OAの病態進行と並行して進む．影響を受けやすい膝関節の主たる機能として，立ち上がりや歩行動作中の筋力発揮，歩行動作中の円滑な膝関節角度変化や内外反の安定性，あるいは下腿の回旋運動が知られている．

　こうした構造的変化，機能変化，そして疼痛症状（炎症反応を含む）は互いに影響を及ぼしながら進行していくと推測され，単純に二者間での因果関係が成立するものではない．とくにレントゲン上で観察される構造的な関節変形の重症度と疼痛症状が一致しないケースは珍しくなく，疼痛症状を引き起こすメカニズムについて未知の要素が関与していると考えるのが妥当であろう．

　膝OAの治療は，疼痛の軽減を念頭に置きながら，初期に実施される運動療法は機能の維持にアプローチし，消炎鎮痛薬等の薬物治療は炎症と疼痛症状への介入を意図している．そして，構造的な病態に対する治療として，保存治療としては装具治療が，侵襲的な治療として手術治療が位置づけられる〔図1〕．

略語	膝OA	変形性膝関節症：knee osteoarthritis

ロコモと膝OA

　ロコモは移動機能低下を呈する病態であり，膝OAは疼痛と膝関節機能障害を通じてロコモの病態に影響を及ぼしている．上述のように，膝OAの有病率が高いことから，ロコモに該当する多くのケースでなんらかの膝症状が関与していると考え

てよい．一般住民におけるロコモの該当率は，70歳代でロコモ度1が男性：84.4%，女性：88.2%，ロコモ度2以上が男性：28.2%，女性：39.0%と報告されている[2]．こうしたロコモの該当者のなかで，膝症状を初期症状として病院受診

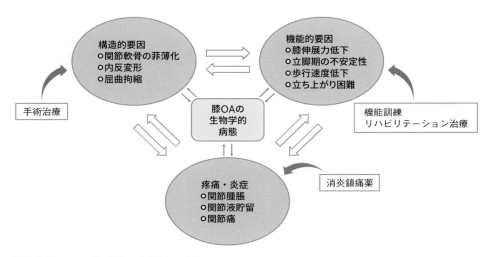

〔図1〕膝OA の臨床像と各種治療介入

する患者が膝OA の初期段階ということになる. こうした患者を「膝の患者」としてとらえるか,「膝症状を持つロコモの患者」としてとらえるかは治療場面によって異なってくる. 例えば患者が高齢になるほど膝以外にも症状があり, 運動器全体を考えたほうがよい場面が多く, 膝の評価に加えてロコモの基準での評価が重要になる.

　膝OA の治療は保存治療が原則となり, 運動療法と薬物療法が選択される. アライメントの補正を目的とした装具療法もこれらと併用して実施することとなる. 一連の保存治療に対する症状の改善が不十分である場合, 手術治療が検討される. 手術の適応判断には痛みと機能障害の両面が考慮されるが, やはり前提として痛みが存在し, それに対応する画像所見と移動機能の低下がみられることが判断の基準になる.

膝OAに対する手術治療

　膝OA に対する手術療法は人工関節手術と骨切り術に区分することができ, 実施件数としては人工関節手術のほうが多い. 人工関節手術としては, 全置換術（TKA）と単顆置換術（UKA）が行われており, その合計実施件数は日本整形外科学会の公開するレジストリデータでは年間約35,000例と報告されている[3].

　わが国において, TKA は70歳代にもっとも多く実施されていることから, 膝以外の運動器にも加齢性の変化が生じていることが想定される症例が主たる患者像ということになる. 人工膝関節手術目的で入院した症例のロコモ度を評価した田中らの調査では, 入院時ほぼすべての症例がロコモ度2以上に相当し, 近年新たに設定されたロコモ度3にも約8割が該当することが報告されている[4]. これは, 膝OA に対して手術を受ける症例はロコモが重症化した状態にあり, 膝OA への手術治療もロコモの構成要素の一つへの治療介入としてとらえる必要があることを示している.

　TKA の治療は膝の関節面をすべて置換するため, 関節面に起因する疼痛症状に対して大きな治療効果を示す. 同時に膝の内反変形や屈曲拘縮への介入も行われるため, 解剖学的なアライメントも改善することになる. これまでに数多くの報告が

TKA治療の有効性を実証しており，疼痛症状の軽減と移動機能・生活機能の改善が報告されている．

人工関節手術のほかに，膝関節のアライメントを修正する手術として高位脛骨骨切り術が比較的若年症例を対象に実施されている．これは内反変形を呈し，内側関節面の変性が進行しつつある症例に対し，内反を補正することで関節面にかかる負荷を減らすという解剖学的アプローチであり，自分の関節面を温存するというメリットもある．骨切り部の骨癒合に時間を要するために術後のリハビリテーションに時間を要するものの，TKA・UKAと並んで膝OAの手術治療の中核をなすものである〔図2〕．

略語	
TKA	人工膝関節全置換術：total knee arthroplasty
UKA	人工膝関節単顆置換術：unicompartmental knee arthroplasty

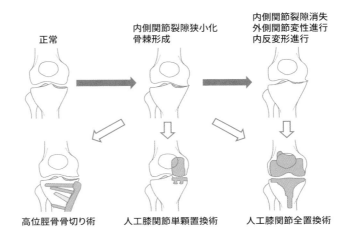

	高位脛骨骨切り術	人工膝関節単顆置換術	人工膝関節全置換術
関節面の置換	なし	内側	内側・外側
内反変形の矯正力	大	小	大

〔図2〕代表的な膝OAへの手術治療

ロコモからみた膝への手術治療

一方で，膝OAが加齢に伴って進行することからも，患者が高齢になるほど他の加齢性の運動器疾患や，全身的な筋力低下など膝以外のロコモの要素が増してくることが想像される．上述の田中の調査では，TKA目的で入院した症例のなかで約半数が膝以外の疼痛症状を訴えていた．また，同じ調査対象でロコモ25質問票の総点は74歳以下で平均34点，75歳以上で41点と有意に後期高齢者で有意に高い値を示していた[4]．すなわち，同じTKA治療を受ける患者であっても全身のロコモの状態には個人差があり，傾向として高齢になるほどロコモが重症化した状態で手術を受けることになる．

TKAの治療をどの段階で実施したほうがよいのか，という問いは個別の症例においても，また全体の指針の面でも検討課題となっている．膝その

ものの機能や，全身のロコモの状態が悪くなりすぎる前に手術をしたほうが術後の機能や長期的な活動性も維持できる，との推測もなされている.

実際にTKAの治療成績を手術時の年齢で比較した報告を見ると，可動域の改善に年齢は影響しないといったものがある[5].前述の田中らが調査した前向き調査では74歳以下でTKA治療を受けた人は75歳以上に比較して，術後のロコモ25質問票の総点が高く，これは術前の点数差がそのまま維持された結果となっている[4].つまり，TKAによる点数の改善幅には年齢による差は見

られなかったことになる.

以上をまとめると，TKA治療の効果については年齢による差異は明らかではないものの，術後のロコモ重症度には年齢の影響が残るということが現時点での知見である〔**図3**〕.TKA実施後もロコモ度2以上の状態が続く症例も少なからず存在することを考えると，そうした症例に対しては手術後も膝へのリハビリのみならず移動機能全体の改善を意図したリハビリテーション指導が必要であることがわかる.

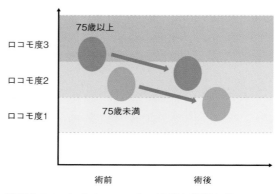

〔図3〕TKAによるロコモ度の改善と術前年齢

ロコモの長期フォローと手術治療

従来，膝OAに対する手術治療，なかでもTKAは保存治療や薬物療法に続く最終的な治療手段ともいえるものだった.しかし，膝OAの有病率がきわめて高く，また平均寿命が80歳を超える超高齢社会を迎えたわが国において，膝OAはロコモの病態を構成する一つであり，またTKAもロコモに対する手術治療の一つとして位置づけられる.移動機能の維持を目的とするロコモの治療の視点から，TKAの治療も移動機能を維持するためにタイミングよく実施することが望ましいともいえる.

近年，医療の経済効率が着目されるようになり，

同じ医療コストであればそれによってもたらされる「生活の質（QOL）」×「時間」の合計が多いほうが効率がよいとする考え方がある.質調整生存年（QALY）とよばれるこの指標はQOLの尺度であるEQ-5Dを用いることが多いが，ロコモ25質問票にて得られる移動機能に関する困難度の指標はこれと高い相関を示すことがわかっている.したがって，縦軸に移動機能，横軸に年齢をとり，個人の移動機能の変化を折れ線グラフで示すと線の下の面積がQALYと同等の意味をもつと考えられる.

図4は早期にTKAを受けた例と，年齢が進んで症状が進行した時点でTKAを受けた例のイメージ図となる．年齢に伴うロコモの悪化スピードには個人差が大きいため一概には言えないが，早期に手術をしたほうが経過全体でのQALYが高くなる可能性を示している．こうした視点からも，ロコモの観点からの膝OAの長期経過パターンやTKA術後のロコモの変化に関するデータ蓄積が今後重要になると予想される．TKAの実施時期は今後そうした議論とともに，現在の実施年齢（70歳代）よりも早期に実施する方向で検討が進むかもしれない．

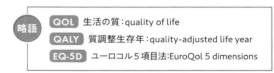

略語		
QOL	生活の質	quality of life
QALY	質調整生存年	quality-adjusted life year
EQ-5D	ユーロコル5項目法	EuroQol 5 dimensions

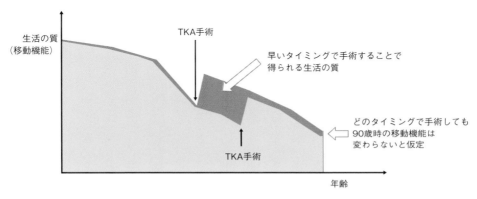

〔図4〕QOLからみた治療の経済効果

まとめ

手術治療を必要とする膝OA症例は典型的には70歳代でロコモ度3に相当する重症化したロコモの病態を示している．人工関節手術はロコモ度を改善させることができるが，高齢者の場合，術後もロコモ度2以上の状態が残存することが多いことに注意が必要となる．

個々の症例についてロコモ度テストを用いて運動器全体として評価しながらフォローし，その経過のなかで膝OAの症状や手術治療による変化をとらえていくことで，長期的な治療方針を立てることができる．

引用・参考文献
1） Yoshimura N, et al：Prevalence of knee osteoarthritis, lumbar spondylosis, and osteoporosis in Japanese men and women: the research on osteoarthritis/osteoporosis against disability study. J Bone Miner Metab 27(5)：620-628, 2009.
2） Yoshimura N, et al：Epidemiology of the locomotive syndrome：The research on osteoarthritis/osteoporosis against disability study 2005-2015. Mod Rheumatol 27(1)：1-7, 2017.
3） 日本整形外科学会：人工関節登録調査2017年度報告書．https://jsra.info/pdf/2017.pdf（2021年10月11日検索）
4） 田中栄ほか：手術治療の効果評価におけるロコモ25の有用性．日本整形外科学会雑誌 94(2)：S484, 2020.
5） Elmallah RD, et al：Effect of Age on Postoperative Outcomes Following Total Knee Arthroplasty. J Knee Surg 29(8)：673-678, 2016.

第5章 実践ロコモティブシンドロームの予防と治療

❷ 腰部脊柱管狭窄症に対する手術療法（ロコモ度との関係）

腰部脊柱管狭窄症

1.腰部脊柱管狭窄症とは

腰部脊柱管狭窄症は腰椎変性疾患の代表的な疾患の一つであり，高齢化社会の到来により，本疾患の診療機会は増加している．主に腰椎における椎間板と椎間関節の変性，黄色靱帯の肥厚によって，脊柱管や椎間孔が狭小化することで，馬尾あるいは神経根の障害が生じたり，同部位の血流障害により症状を呈する症候群である．

2.症状

代表的な症状は，間欠性跛行を伴う殿部から下肢の疼痛またはしびれ感であり，臨床症状として，馬尾型，神経根型，混合型に分けられ，馬尾型は両側性の殿部痛，下肢痛，会陰部の異常感覚を伴い，神経根型は片側性の下肢痛を訴えることが多く，混合型はこれらの症状が混在する．また，姿勢的な要素があることが特徴であり，椅子などに座ったり，しゃがんだりすることによる腰椎の屈曲位では症状が消失することが多い．症状が進行した症例では下肢の筋力低下や知覚鈍麻，更には膀胱直腸障害が生じる．

3.治療

保存治療に抵抗性で，ADL障害が著明である場合は手術療法の適応となる．罹病期間が長すぎると，手術療法によっても改善を得られないことがあり，漫然と保存療法を継続することは避けるべきである．

4.検査

術前画像検査としては，単純X線撮影のみでは狭窄の有無や程度に関して確実な診断を行うことは困難で，MRIのT2強調画像が有用である．MRI撮影が禁忌の症例や，詳細な除圧部位等の術式決定の際には脊髄造影が行われる．脊髄造影後のCTも骨性形態を確認できると同時に，より詳細に硬膜管の状態が把握できるため有用である．また，神経根障害の症例では，診断目的に神経根ブロックが行われることがあり，造影剤による神経根の走行を観察した後，局所麻酔薬やステロイド注入による下肢痛の再現性を確認する．注射後，下肢痛の軽減の有無を確認することにより，神経根障害の高位が診断され，術前計画の助けとなることが多い．

略語		
ADL	日常生活動作：activities of daily living	
MRI	磁気共鳴画像法： magnetic resonance imaging	
CT	コンピュータ断層撮影： computed tomography	

手術療法

手術の方法としては，椎弓切除または椎弓形成による後方除圧術が基本となり，椎間不安定性を

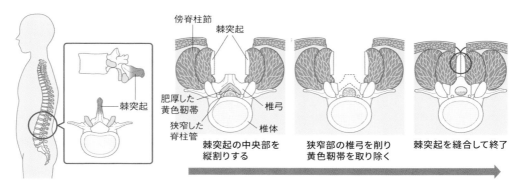

〔図1〕棘突起縦割式椎弓切除術のイメージ（横断像）

傍脊柱節
棘突起
肥厚した黄色靭帯
狭窄した脊柱管
棘突起
椎弓
椎体

棘突起の中央部を縦割りする

狭窄部の椎弓を削り黄色靭帯を取り除く

棘突起を縫合して終了

筋肉を傷つけずに治療が可能.

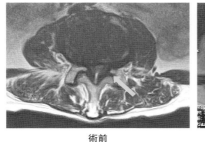

術前

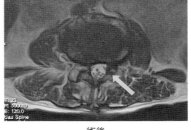

術後

〔図2〕後方除圧術前後の腰椎MRI横断像

伴う場合はインストゥルメンテーションを使用した固定術を併用する場合が多い. 後方除圧術の方法としては多岐にわたるが, そのうちの一つである棘突起縦割式椎弓切除術を**図1**に示す. 本法では, 後方からアプローチし, 筋肉を温存して棘突起の中央部を縦割りし, 狭窄部の椎弓を削り, 肥厚した黄色靭帯などを取り除くものである[1]. 基本的にどの術式においても, 後方から馬尾や神経根を圧排する黄色靭帯や骨棘を取り除くことに変わりはない.

　図2では, 後方除圧術前後の腰椎MRI横断像が示されているが, 術後脊柱管が拡大していることがよくわかる. 不安定性を伴う変性すべりや, 分離すべり, また, 変性側弯, 後弯変形などを伴う場合はインストゥルメンテーションを併用して, 椎体間を固定することが多い. 固定術の場合, 除圧術と同様に, 馬尾や神経根の圧迫を取り除くことには変わりないが, 椎体間に存在する椎間板を郭清

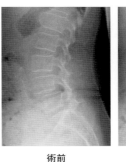

術前

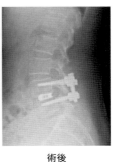

術後

〔図3〕インストゥルメンテーションを使用した固定術前後のX線側面像

し, 郭清したところに, 自家骨やケージを挿入する. また, 固定椎体の左右の椎弓根に金属製のスクリューを設置し, すべりなどを伴う場合は, すべりも整復して, ロッドにて上下の椎体を固定する〔**図3**〕. 術後, 椎体間が骨癒合するには数か月かかる. 骨癒合後は, 固定椎間の上下の椎間に障害が生じやすくなり, これを隣接椎間障害と呼ぶ.

腰部脊柱管狭窄症の重症度とロコモ度の関係

腰部脊柱管狭窄症とロコモ度の関係について解析した自験例を含めた研究を紹介する．なお，下記の二つの研究についてはロコモ度3が導入される前の研究であることに注意されたい．

腰部脊柱管狭窄症の診断のもと，手術療法が予定されている65歳以上の200名の患者にロコモ度テストを行ったところ[2]，立ち上がりテストでは，22.5％がロコモ度2，56.0％がロコモ度1に該当し，21.5％はロコモに該当しなかった．2ステップテストにおいては，43.5％がロコモ度2，34.5％がロコモ度1に該当し，22.0％はロコモに該当しないという結果となった．ロコモ25においては，96.5％がロコモ度2，残りの3.5％がロコモ度1に該当し，全例がロコモに該当する結果となった．全体としては，手術療法が予定されている腰部脊柱管狭窄症患者の97.0％がロコモ度2に該当し，残りの3％がロコモ度1で，全例がロコモの診断となった〔図4〕．

更に，チューリッヒ跛行質問票を用いて，腰部脊柱管狭窄症患者を重症度により三つにグルー

プ分けして，それぞれのグループのロコモ度テストの結果を比較したところ，三つすべてのテストにおいて，腰部脊柱管狭窄症が重症になるほど各ロコモ度テストのスコアは悪化しており，本結果をロコモ度に換算すると，立ち上がりテストと2ステップテストにおいては，腰部脊柱管狭窄症が重症になるほど，ロコモ度の分布が有意に悪化していた．

とくに2ステップテストにおいては，腰部脊柱管狭窄症の重症度とロコモ度は高い相関を示した．腰部脊柱管狭窄症患者での臨床症状として，間欠跛行に加えて，歩幅が狭くなることも知られており[3][4]，更に，運動機能評価として頻繁に用いられるTimed Up&Goテストと2ステップテストの結果に強い相関があることも報告されていることから[5]，ロコモ度テストの中でも，2ステップテストは腰部脊柱管狭窄症の重症度判定に有用な検査であると考えられる．

これらの結果をまとめると，手術が予定されている腰部脊柱管狭窄症患者は全例ロコモであり，また，症状が重症化すればロコモ度も悪化するこ

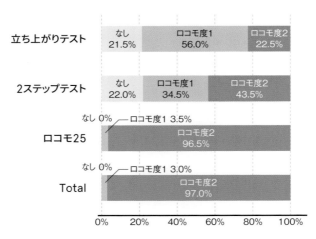

〔図4〕腰部脊柱管狭窄症患者のロコモ度評価

(Fujita N, et al：Lumbar spinal canal stenosis leads to locomotive syndrome in elderly patients. J Orthop Sci 24:19-23, 2019を参考に作成)

とが示唆された．上記の研究の他にも，腰部脊柱管狭窄症がロコモの進行に関与していることが報告されており[6]，腰部脊柱管狭窄症とロコモ度に は関連性があり，腰部脊柱管狭窄症に対する治療は，ロコモの予防や治療として重要であることが考えられる．

腰部脊柱管狭窄症に対する手術とロコモ度改善の関係

腰部脊柱管狭窄症に対する手術療法については，おおむね良好な成績が得られることが知られているが，健康寿命への効果などは現時点では不明である．

後方除圧または固定術が行われた腰部脊柱管狭窄症患者166名の術前，術後半年，術後1年のロコモ度を縦断的に評価したところ[7]，立ち上がりテストのスコアにおいては術前後で有意差は認められなかったが，2ステップテストとロコモ25においては，それぞれのスコアが術後有意に改善していた．それぞれのスコアをロコモ度に換算すると，立ち上がりテストにおいては術前後のロコモ度の分布に有意な変化は認められなかったが，2ステップテストとロコモ25においてはロコモ度の分布は有意に改善した．

これらの結果から，全体として，術前では98.2%がロコモ度2，残りの1.8%がロコモ度1であった のに対して，半年後では81.3%がロコモ度2，16.7%がロコモ度1，2.1%がロコモなしとなり，1年後には，74.5%がロコモ度2，24.2%がロコモ度1，1.2%がロコモなしと，更に改善し，術前後で有意な変化が認められた〔図5〕．本研究では保存療法と比較されているわけではないが，これらの結果は，手術療法が腰部脊柱管狭窄症患者におけるロコモ度を有意に改善することを示している．

手術によって腰部脊柱管狭窄症の臨床症状が改善するだけでなく，日常生活が活動的になることが，術前から術後半年の間だけでなく，術後半年から1年の間にもロコモ度が改善している結果につながっていると考えられる．その他にもShimizuらは，101名の対象者に対して同様の研究を行い，腰部脊柱管狭窄症に対する手術療法は有効であり，また，75歳以上の手術療法や，

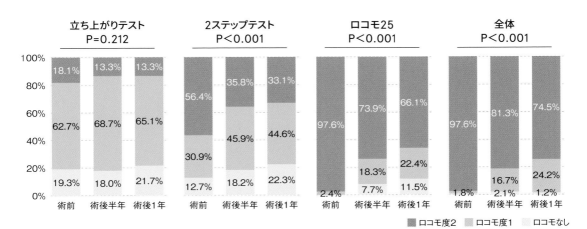

〔図5〕腰部脊柱管狭窄症患者における術前後のロコモ度の推移
(Fujita N, et al：Lumbar spinal surgery improves locomotive syndrome in elderly patients with lumbar spinal canal stenosis: A multicenter prospective study. J Orthop Sci 25(2):213-218, 2020を参考に作成)

第5章 実践ロコモティブシンドロームの予防と治療

術後の矢状面バランス不良が，ロコモ度改善不良の関連因子としても報告している[8]．

ロコモ度テストの中でも立ち上がりテストと2ステップテストでは，手術による改善の結果が異なるが，2ステップテストでは，腰部脊柱管狭窄症患者の重症度とも強く相関することから[2]，本テストは腰部脊柱管狭窄症の病状をより強く反映するものと考えられる．高齢者において歩幅が狭くなることは転倒リスクにつながることも知られており，上記の2ステップテストの結果は，手術によって転倒リスクを低下させることも示唆しているものと考え

られる．

一方，立ち上がりテストの結果は，腰部脊柱管狭窄症が立ち上がるという動作にはあまり影響しないということを示しているが，更に長い術後の経過観察期間を設ければ，日常生活の活動性の増加に伴い，立ち上がりテストの結果も改善する可能性があると思われる．

以上の結果をまとめると，今後保存療法との比較を行う必要はあるものの，腰部脊柱管狭窄症患者に対する手術は，ロコモの予防や治療として有用であると考えられる．

引用・参考文献

1 ） Watanabe K, et al：Lumbar spinous process-splitting laminectomy for lumbar canal stenosis. Neurosurg Spine 3(5)：405-408, 2005.
2 ） Fujita N, et al：Lumbar spinal canal stenosis leads to locomotive syndrome in elderly patients. J Orthop Sci 24(1)：19-23, 2019.
3 ） Conrad BP, et al：Associations of self-report measures with gait, range of motion and proprioception in patients with lumbar spinal stenosis. Gait Posture 38(4)：987-992, 2013.
4 ） Suda Y, et al：Gait analysis of patients with neurogenic intermittent claudication. Spine (Phila Pa 1976) 27(22)：2509-2513, 2002.
5 ） Fujita N, et al：Stride length of elderly patients with lumbar spinal stenosis: Multi-center study using the Two-Step test. J Orthop Sci 24(5)：787-792, 2019.
6 ） Kasukawa Y, et al：Lumbar spinal stenosis associated with progression of locomotive syndrome and lower extremity muscle weakness. Clin Interv Aging 14：1399-1405, 2019.
7 ） Fujita N, et al：Lumbar spinal surgery improves locomotive syndrome in elderly patients with lumbar spinal canal stenosis: A multicenter prospective study. J Orthop Sci 25(2)：213-218, 2020.
8 ） Shimizu T, et al：The efficacy of surgical treatment on locomotive syndrome and physical function in patients with lumbar spinal canal stenosis. J Orthop Sci 26(3)：327-331, 2021.

3. 多職種協働

Ⅰ 地域における取組み
ーロコモザワールド宮崎構想ー

はじめに

わが国は超高齢社会を迎えたものの平均寿命と健康寿命（介護を受けずに自立した生活ができる生存期間）には大きな隔たりがあり，国は「2040年を展望し，誰もがより長く元気に活躍できる社会の実現に向けて」を提唱し，「健康寿命延伸プラン」や「医療・福祉サービス改革プラン」を策定した[1]．

健康寿命延伸のためには，ロコモティブシンドローム（ロコモ：運動器症候群）予防が必要不可欠である．その理由として，国民生活基礎調査の概要（厚生労働省令和元年）[2]では，介護が必要となった主な原因として，運動器疾患（関節疾患・骨折・転倒・脊髄損傷）は総計24.8％（要支援34.6％，要介護20.5％）である．また，運動器の障害の原因となる変形性腰椎症（腰部脊柱管狭窄症），変形性膝関節症，骨粗鬆症はロコモの原因三大疾病ともいわれ，国内でいずれか1つ以上罹患していると推定されている人（ロコモ・ロコモ予備軍）は，男性2,100万人，女性2,600万人，合計4,700万人いるとされている[3]．つまり，国民の3人に1人がロコモの原因となる三大疾病に罹患していることになる．以上よりロコモは，新国民病とよばれるようになった．

本項では，要介護者数減少のために喫緊の課題であるロコモ予防・治療の中でも地域における多職種連携としての「ロコモザワールド宮崎」〔図1〕について概説する[4]．

地域での取組みとして必要なことは

地域でのロコモ啓発・予防に必要なことは，産官学ならびに多職種が連携して取り組むことである．啓発活動は，対象者に応じた広報活動が重要であり高齢者には自治体などが作成する広報誌（かわら版など），市民公開講座や健康教室などの活動が，一方，若者を中心とした全年齢層のネット利用者には，行政・学会・大学のHP（ホームページ）やSNS（ソーシャル・ネットワーキング・サービス）上での広報が有用である〔図2〕．

予防活動は，児童・生徒には学校における運動器検診や運動器に関する講話の活動やスポーツ外傷・障害予防など，市民には特定健康診査（特定健診），健康教室・イベントなどを利用した運動器検診や市民公開講座などが有用である（図4参照）．これらの事業実施のためには，産官学連携・多職種連携が必要不可欠である．宮崎県における具体例を紹介する．

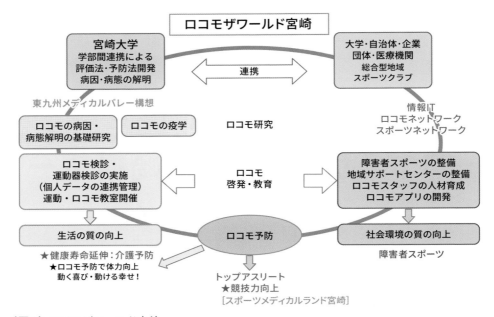

〔図1〕ロコモザワールド宮崎

（帖佐悦男：ロコモリゾートプログラム─ロコモザワールド宮崎．臨床スポーツ医学32(3)：297, 2015より改変）

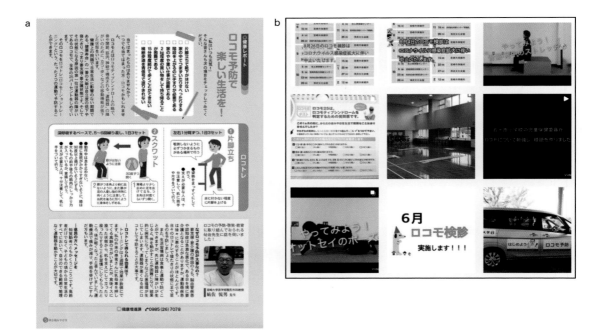

〔図2〕広報誌・SNS などを利用した啓発活動

a. 県広報みやざき，b. 宮崎大学医学部整形外科インスタグラム

「ロコモザワールド宮崎」とは

2007年にロコモの概念が提唱されるようになったことを受け，産官学連携ならびに多職種連携のもと，「ロコモザワールド宮崎」構想に着手し，ロコモに関する研究・教育・啓発・予防活動などを実施している[4, 5]〔**図1**〕．宮崎県におけるロコモ啓発・予防事業の取組みの特徴は，スタッフ育成のうえ，多職種連携により子どもから高齢者まで幅広い年齢を対象に実施していることである．

1.子どもに対して

「早めが肝心！」ということで，子どもからのロコモ予防として，児童・生徒には，医師会や養護教諭を中心とした学校関係者や保護者と連携し，運動器の大切さや子どもからのロコモ予防の必要性を，学校での運動器検診や講話などをとおして行っている[6]〔**図3**〕．

2.成人から高齢者に対して

自治体，企業，老人クラブや総合型地域スポーツクラブなどとの産官学連携のもと，職場，特定健診，健康教室（ロコモ教室），市民公開講座などを実施している[4, 5]〔**図4**〕．

産官学連携・多職種連携によるロコモ対策

総合型地域スポーツクラブでは，理学療法士による健康教室（ロコモ教室）の実施や看護学科によるロコモ実態調査などを行っている．また，老人クラブではロコモ検診や講話を看護師等と実施し，企業でのロコモ検診や特定健診における運動器検診などを行政，看護科教員，看護師（健康スポーツナースを含む）や工学系研究者などと実施している[7〜9]．より客観的に運動器の状態を評価し，運動器の機能改善に役立つ装具や機器などを，工学系研究者（エンジニアなど）や企業と連携し開発している[9]．

地域でのロコモ啓発・予防活動における課題・対策

すべてのロコモ啓発・予防活動において，実施時間や場所，産官学連携の体制は工夫を凝らすことで対応可能であるが，もっとも難しい課題は，費用とマンパワーの確保である．そのためにも普段から自治体と連携をとったり，健康教室などフィールド活動に参加することが重要であると考える．マンパワーに関しては，医療・福祉・介護行政にかかわっている方々は普段の業務があり，ロコモ啓発・予防に時間を割くことが困難な状況である．日本整形外科学会や日本臨床整形外科学会等が，ロコモ啓発・予防活動に参加できる方を養成し，宮崎県もその取組みに参加している．とくに，現場で実施する看護師として健康スポーツナース，ならびに多くのボランティア（ロコモメイト，ロコモ普及員など）を育成している．

また，国の施策として，高齢者の特性をふまえた保健事業ガイドラインが発出され，壮年期における肥満対策に重点を置いた生活習慣病対策（特定保健指導等）からフレイル対策へシフトすることもあり，領域横断的なフレイル・ロコモ対策の推進に向けたワーキンググループが結成された．高齢者の保健事業と介護予防の一体的実施のために

は，より一層，産官学連携・多職種連携に加え，多領域の学会連携を行うことで，健康寿命延伸に貢献する必要がある．

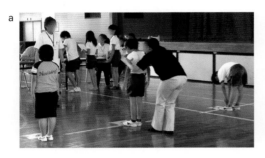
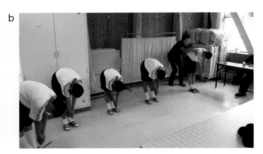
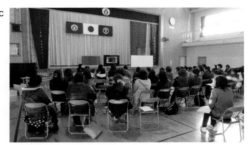

〔図3〕学校での運動器検診・講話の実施
a, b. 小学校での運動器検診, c. 小学校でのロコモ予防講話

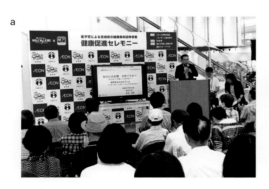
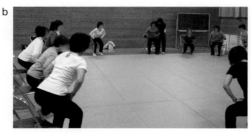
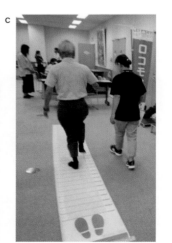

〔図4〕市民公開講座や健康教室・イベントの開催
a. 商業施設でのウォーキングイベント, b. ロコモ教室, c. 特定健診でのロコモ度テスト

おわりに

ロコモティブシンドローム啓発・予防は，子どもから高齢者までそれぞれの状況に応じた対策が必要である．とくに子どもは，運動の過多と過少の二極化により，児童・生徒の健全な運動器の発育・発達が阻害されつつあり，コロナ禍によってますます拍車がかかっている．児童・生徒の運動器障害を予防することは，将来のロコモ予防につながるのみでなく競技力の向上へもつながると考えられる．

一方，中年以上の足腰の弱い高齢者も自分の運動器の状態を理解していないことが多いため，「ロコモ検診」を実施し，運動器障害の予防や早期発見・早期治療が必要である．ロコモは，「知らないうちに忍び寄ってくる」ことを啓発し，運動器の重要性や健康寿命延伸を目標としてロコモ対策を実施することが肝要である．

そのためにも産官学・多職種連携は必要不可欠である．ロコモ予防事業への参加者を通してその地域に輪を拡げることで，要介護・要支援になる方々が減少することを期待している．

引用・参考文献

1 ）厚生労働省保険局：資料2-1「2040 年を展望した社会保障・働き方改革本部のとりまとめ」について（第118回社会保障審議会医療保険部会）．令和元年6月12日．
https://www.mhlw.go.jp/content/12401000/000517328.pdf（2021 年5月21日検索）
2 ）厚生労働省：2019 年国民生活基礎調査の概況．
https://www.mhlw.go.jp/toukei/saikin/hw/k-tyosa/k-tyosa19/index.html（2021 年5月21日検索）
3 ）Yoshimura N, et al：Epidemiology of the locomotive syndrome：The research on osteoarthritis/osteoporosis against disability study 2005-2015. Mod Rheumatol 27(1)：1-7, 2017.
4 ）帖佐悦男：ロコモリゾートプログラムーロコモザワールド宮崎．臨床スポーツ医学32(3)：296-298, 2015.
5 ）帖佐悦男：地域における運動の啓発活動ーロコモザワールド宮崎．日本医師会雑誌145(9)：1865-1868, 2016.
6 ）帖佐悦男ほか：学校健診における運動器検診の普及に向けてー宮崎方式：なぜ子供の頃からロコモティブシンドローム予防が必要か・課題とその対策ー．日本臨床スポーツ医学会誌 21(3)：520-523, 2013.
7 ）蒲原真澄ほか：総合型地域スポーツクラブ参加者のロコモティブシンドロームの実態と健康づくり支援の検討．南九州看護研究誌 9(1)：21-29, 2011.
8 ）Yoshinaga S, et al：Lifestyle-related signs of locomotive syndrome in the general Japanese population：A cross-sectional study. J Orthop Sci 24(6)：1105-1109, 2019.
9 ）Yamako G, et al：A novel protocol to test age-related decreases in sit-to-stand movement abilities in healthy subjects. J Orthop Sci 21(4)：517-523, 2016.

第**5**章

実践ロコモティブシンドロームの予防と治療

❷ 整形外科診療所における取組み

　中高年者への運動指導では，正しい方法と効果的な筋力トレーニング法を理解させることが重要である．病状や投薬などの説明をしたあとに，リーフレットやパンフレットを渡して「これを参考に運動してください」と指示しても習慣的に実践する方はまれで，「運動不足は百も承知で，他の治療法も知りたくて受診したのに筋トレ指導？」というのが患者の本心である．メタボリックシンドロームが認知されても「生活習慣を変えてまで対応したくないから，まずは健康食品で」と，同様にすでに愛用しているコンドロイチンやグルコサミンの効用を尋ねられる．

　通院患者に対するロコモ対策では，それまでの生活習慣や食生活は否定せずに，追加で行う運動のポイントに重点を置く．

　例えば，スクワットの指導では，立ち上がり動作に意識が向かいがちだが，「階段を降りたり，しゃがんだりする動作も筋力アップに有効（エキセントリック運動理論）である．」ということを理解してもらうことが大切である〔図1〕．

　また，高齢者では，運動というとウォーキングというイメージを持っていることが多くある．そのため，例えば，「毎日1万歩のウォーキングを継続している」という患者には，持久力のほかに心肺機能や生活習慣病対策にはウォーキングは有効であると褒めたうえで，運動器疾患では筋力アップが必要であることを強調し，速筋と遅筋の違いやWBIなどについて具体例を示して説明するなど

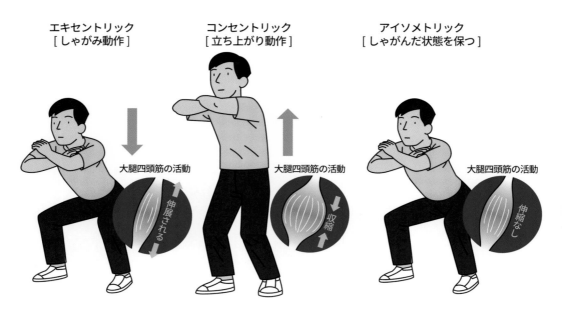

エキセントリック
［しゃがみ動作］

コンセントリック
［立ち上がり動作］

アイソメトリック
［しゃがんだ状態を保つ］

大腿四頭筋の活動　伸展される

大腿四頭筋の活動　収縮

大腿四頭筋の活動　伸縮なし

〔図1〕エキセントリック・コンセントリック・アイソメトリックトレーニング

理解してもらうことが重要である〔図2,3〕.

「負荷のかからない運動を数多くこなすより適切な運動負荷が筋力アップに効果的である」という「レペティション・マキシマム（RM）理論」を理学療法士と一緒に体験させることも指導においては効果的である．RMはスポーツ選手であれば理論数値で可能だが，運動器疾患を患っている高齢者の場合には，「頑張れば20回から30回できる程度の運動負荷で10回ほどゆっくりとした速度で行うことが大切である」と指導する〔図4〕.

最近では，QRコードを印刷したリーフレットを渡し，自宅でもスマートホンで運動スピードを確認できるようにしている〔図5〕.

略語		
WBI	体重支持指数：weight bearing index	
RM	レペティション・マキシマム（最大反復回数）：repetition maximum	

遅筋（赤筋）
- 持久力に優れる
- 有酸素運動が有効

速筋（白筋）
- 瞬発力に優れる
- 無酸素運動が有効

加齢とともに低下しやすい速筋を意識的に鍛える

- 転倒予防に必要な筋肉がどの程度保たれているか評価する必要がある.
- 上肢よりも下肢の筋力が低下しやすく，とくに殿筋群や大腿四頭筋，前脛骨筋が弱る.

〔図2〕速筋と遅筋の違い

体重支持指数（WBI）＝大腿四頭筋筋力/体重

WBIとは自分の体重を支える脚の力
平地歩行には40%，軽い運動には60%必要　　黄川1991
- ロコチェックの項目：階段を上るのに手すりが必要である
必要なし → 67.5±17.5%
必要 → 39.9±8.9%　　村永2001

〔図3〕体重支持指数（WBI）

筋力の指標

等尺性最大筋力の指標：最大随意収縮MVC（kg重）
〔関節が動かない状態で筋を収縮させる力（例：固定されているものを持ち上げるなど）〕

最大等張性筋力の指標：最大挙上重量：1RM（kg重）
〔同じ負荷をかけられたときに維持し続けられる力
（例：10kgのダンベルを上げ下げするなど）〕
RM：Repetition Maximum
nRM＝n回繰り返すことのできる運動負荷

	筋力負荷の目安
1RM	100%
10RM	75%
20RM	60%

中高年の筋肉トレーニングの目安：20〜30RMの負荷で10〜15回行う

〔図4〕レペティション・マキシマム（RM）理論

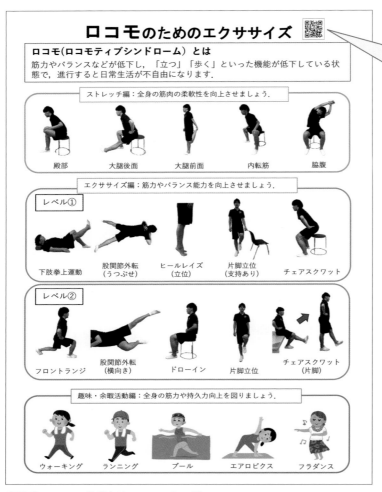

ロコモのためのエクササイズ

ロコモ（ロコモティブシンドローム）とは

筋力やバランスなどが低下し，「立つ」「歩く」といった機能が低下している状態で，進行すると日常生活が不自由になります．

ストレッチ編：全身の筋肉の柔軟性を向上させましょう．

殿部　　大腿後面　　大腿前面　　内転筋　　脇腹

エクササイズ編：筋力やバランス能力を向上させましょう．

レベル①

下肢拳上運動　　股関節外転（うつぶせ）　　ヒールレイズ（立位）　　片脚立位（支持あり）　　チェアスクワット

レベル②

フロントランジ　　股関節外転（横向き）　　ドローイン　　片脚立位　　チェアスクワット（片脚）

趣味・余暇活動編：全身の筋力や持久力向上を図りましょう．

ウォーキング　　ランニング　　プール　　エアロビクス　　フラダンス

QR コード
ロコトレ指導動画（1:37）

〔医療法人社団順公会 佐藤整形外科チャンネル：【中高年向け！】ロコトレ（スクワット）良い例・悪い例のフォームを動画でシンプルに解説。高齢者おすすめ!, YouTube.（2021年10月28日閲覧））

〔**図5**〕QR コード付きリーフレットの例

運動器不安定症と運動療法

ロコモティブシンドロームは保険収載病名ではないため，医療機関では運動器リハビリテーション料を算定しての運動療法はできず，今までは運動機能の低下を自覚してくる50歳代以降の患者を対象に，運動器の重要性をパンフレットなどで啓発してきた．しかし，2000年からロコモ度1＆2に追加する形で「ロコモ度3」が入り，運動機能評価では保険収載病名である「運動器不安定症」と近似した状態が含まれるようになった．

1.運動器不安定症とは

運動器不安定症は，たとえば「歩行時にふらついて転倒しやすい，関節に痛みがあって思わずよろける，骨に脆弱性があって軽微な外傷で骨折してしまう」などの病態を疾患としてとらえ，それに対する運動療法などの治療を行うことによって重篤な運動器障害を防ぐことを目的に命名された疾患概念である．

2.運動器不安定症の診断基準

診断基準は，運動機能低下をきたす疾患（またはその既往）が存在すること，日常生活自立度判定がランクJまたはAであること，運動機能評価テストの項目を満たすこと，が条件となる〔表1，図6，7〕．

3.リハビリ実施の注意点

また、2019年4月より要介護・要支援の状態にある高齢者に対する維持期・生活期の疾患リハビリテーションが医療保険からの給付が終了した〔**表2**〕．そのため，運動器リハビリテーションの施設基準を満たした医療機関で運動療法を行う場合に，知っておくべき注意点が2つある．

〔表1〕日本整形外科学会による運動器不安定症の定義

定義：
高齢化に伴って運動機能低下をきたす運動器疾患により，バランス能力および移動歩行能力の低下が生じ，閉じこもり，転倒リスクが高まった状態

診断基準：
下記の，高齢化に伴って運動機能低下をきたす11の運動器疾患または状態[*1]の既往があるか，または罹患している者で，日常生活自立度ならびに運動機能が以下の機能評価基準に該当する者

【機能評価基準】
1. 日常生活自立度判定基準ランクJまたはA[*2]に相当
2. 運動機能：1）または2）
    1）開眼片脚起立時間：15秒未満
    2）3m timed up-and-go（TUG）テスト（立って歩け試験）：11秒以上

*1：①脊椎圧迫骨折および各種脊柱変型（亀背、高度腰椎後弯・側弯など），②下肢の骨折（大腿骨頚部骨折など），③骨粗鬆症，④変形性関節症（股関節、膝関節など），⑤腰部脊柱管狭窄症，⑥脊髄障害（頚部脊髄症、脊髄損傷など），⑦神経・筋疾患，⑧関節リウマチおよび各種関節炎，⑨下肢切断後，⑩長期臥床後の運動器廃用，⑪高頻度転倒者
*2：日常生活自立度ランク　J：生活自立（独力で外出できる），A：準寝たきり（介助なしには外出できない）

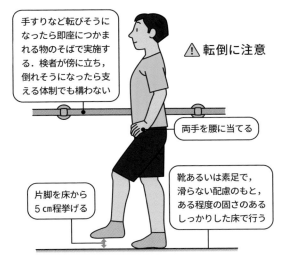

手すりなど転びそうになったら即座につかまれる物のそばで実施する．検者が傍に立ち，倒れそうになったら支える体制でも構わない

⚠ 転倒に注意

両手を腰に当てる

片脚を床から5cm程挙げる

靴あるいは素足で，滑らない配慮のもと，ある程度の固さのあるしっかりした床で行う

片脚で立っていられる時間を測定する

● 大きくからだが揺れて倒れそうになる，挙げた足が床に接地する，立ち足がずれるまでの時間を測定する．
● 1〜2回練習させてから左右それぞれ2回ずつ測定を行い，最もよい記録を選ぶ．
● 不安定症の検査としては60秒程度まで測定すれば十分である．

15秒以下は運動器不安定症

〔図6〕開眼片脚起立時間

第5章 実践ロコモティブシンドロームの予防と治療

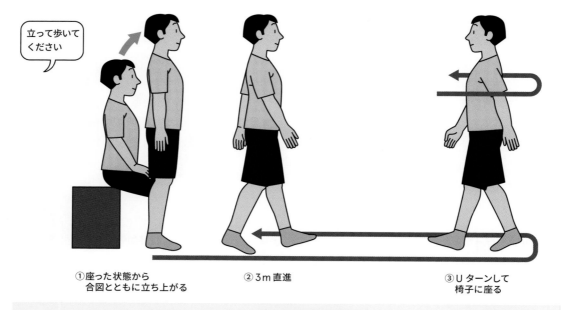

① 座った状態から　　　　　② 3m 直進　　　　　③ U ターンして
　合図とともに立ち上がる　　　　　　　　　　　　　　椅子に座る

①〜③までの時間を測定する
11秒以上要した場合に，運動器不安定症と判断する

〔図7〕3m timed up-and-go（TUG）テスト（立って歩け試験）

危険のない範囲でできるだけ速く歩くように指示する．転倒に対する予防がとくに大切で，医療・介護施設職員が付き添って歩くなどの予防策が必要となる．

〔表2〕2019 年 4 月以降の要介護被保険者の維持期リハ

要介護・要支援被保険者に対する維持期・生活期の疾患別リハ料について，2019 年 4 月以降は要介護被保険者等に対する疾患別リハ料の算定を認めない取扱いとする．

①要介護被保険者に関しては，平成31年度からは150日以上の医療リハは受けられない（たとえば生活介護のみの介護保険使用でも）．

②要介護・要支援の認定を受けていないものは65歳以下と同じで，月13単位まで可．疾患によっては，維持期と判断できなければ，（別表9〔省略〕など）から算定可．その理由をレセプトにコメントとしてつけること

③介護リハ（デイケア）を受けていなければ，維持期リハ以外，医療のリハを継続することができる．ただし，別表9或いは主治医が150日後も必要と判断し，その理由をレセプトにコメントとしてつけること

1つ目は疾患別リハビリテーションでは「起算日」という概念があり，以下のように決まっている．

疾患別リハビリテーションを実施する場合は，診療報酬明細書の摘要欄に，疾患名及び当該疾患の治療開始日又は発症日，手術日又は急性増悪（当該疾患別リハビリテーションの対象となる疾患の増悪等により，1週間以内にFIM又はBIが 10 以上（「難病の患者に対する医療等に関する法律」第5条第1項に規定する指定難病については5以上とする）低下するような状態等に該当する場合をいう．以下この部において同じ．）の日（以下この部において「発症日等」という．）を記載すること[1]．

2つ目は，要介護認定者（要支援・要介護の申請をして認められた者で，現在介護サービスを受けていなくても該当）は2019年4月から起算日から150日以降は医療でのリハビリができない点である．入院中に医療ソーシャルケースワーカーに勧められ自宅に手すりなどを付けるために介護申請した患者の多くが，要介護認定者との自覚がないまま退院後に医療機関でリハビリを受けており，注意が必要である．

変形性関節症など慢性疾患では維持期のリハビリは要介護認定者の場合，診療報酬の逓減制や介護保険でのサービスに誘導する施策があり，以下のような通達が出ているので，当院では医療でのリハビリ開始直後からゴールを3か月以内としている．

維持期・生活期リハビリ料を算定している医療機関は，2019年4月1日以降，要介護・要支援の認定を受けている患者が，介護保険のリハビリを希望する場合，当該患者を担当するケアマネジャー（居宅介護支援事業所・介護予防支援事業所）に「リハビリのサービスが必要である」旨を指示する（ケアプランへ通所リハビリ等を盛り込むことが必要となるため）．

| 略語 | FIM | 機能的自立度評価法：functional independence measure |
| | BI | バーセル・インデックス：Barthel index |

引用・参考文献

1） 厚生労働省：「令和2年 診療報酬改定情報」，第7部 リハビリテーション．p.378, 2020.

http://www.mhlw.go.jp/content/12400000/000603981.pdf（2021年10月5日検索）

第**5**章 実践ロコモティブシンドロームの予防と治療

③ 骨粗鬆症リエゾンサービス

骨粗鬆症リエゾンサービスとは？

リエゾン (liaison) は,「連絡窓口」,「つなぎ」と訳されるフランス語である. 骨粗鬆症リエゾンサービス (OLS) とは,「医師および多職種のメディカルスタッフが相互に連携しながら実施する, 骨粗鬆症の予防と改善および骨折防止の取り組み」である. そのため,「多職種で連携して」がキーワードとなっている.

コーディネーターが中心となって実施するシステムなので, coordinator-based-system とい

われているものの一つである[1]. リエゾンという名称は, 一般の方にはわかりにくいため, 日本骨粗鬆症学会では OLS と命名した. また, OLS を実践するメディカルスタッフを骨粗鬆症マネージャーと命名して, コーディネーターの役割を担うことを期待している.

略語 **OLS** 骨粗鬆症リエゾンサービス:
osteoporosis liaison service

OLSの目的とは？

OLS の最大の目的は, 脆弱性骨折の予防である. 具体的には, 初回の骨折を防ぐために骨折のリスクを評価する一次骨折予防と, 骨折治療後に骨折を繰り返さないために適切な治療継続の指導や生活の指導を行う二次骨折予防がある. とくに二次骨折予防は, 骨折リエゾンサービス (FLS) といわれ, 英国では 10 年以上前からコーディネーターによる二次骨折防止の取り組み[1~4]が行われており, 骨折抑制効果や生命予後改善効果[5,6]

がもたらされることが確認されている. わが国で行われている OLS は, 二次骨折予防ばかりでなく, 一次骨折予防を含んでいるため, OLS は骨粗鬆症のトータルケアを実現するものであると考えることができる〔図1〕.

略語 **FLS** 骨折リエゾンサービス:
fracture liaison service

骨粗鬆症リエゾンサービス（OLS）
一次骨折予防・発症予防・
治療率の向上・治療継続率の向上

骨折リエゾンサービス（FLS）
二次骨折予防

〔図1〕OLS と FLS の違い
OLS は, 二次骨折予防（FLS）ばかりでなく, 一次骨折予防を含んでいるため, OLS は骨粗鬆症のトータルケアを実現するものである.

骨粗鬆症マネージャーになるためには？

OLSの担い手である骨粗鬆症マネージャーになるためには、医療にかかわる国家資格をもち、医療機関、介護施設や自治体に所属している必要がある。日本骨粗鬆症学会が年に2回開催しているレクチャーコースを受け、学会に入会したのちに認定試験に合格すると骨粗鬆症マネージャーの資格を得ることができる。2021年4月1日時点で、全国で3,600名のマネージャーが認定を受け活動している[5]。

レクチャーコースは、骨粗鬆症にかかわる講義が中心である。認定試験は例年11月に実施され、合格者は翌年の4月に正式に認定され活動を開始する[5]。

骨粗鬆症と骨折予防の重要性

骨粗鬆症は骨密度の低下自体では症状をもたらすことはない。オーストラリアのコホート研究結果では、女性では骨粗鬆症と骨密度減少が死亡率を有意に高めることが示された[6]。さらにわが国における前向き観察研究結果でも、骨粗鬆症の罹患は死亡率を上昇させ、ハザード比は2.17（95%信頼区間：1.07〜4.41）であった[7]。これらの研究結果を見ると、骨粗鬆症自体が生命予後悪化の原因となっていることがわかる。

また、骨粗鬆症に脆弱性骨折を合併すると生命予後が著明に悪化することがわかっている。2000年の研究では、骨粗鬆症例6,459例の死亡リスクを平均3.8年追跡した結果、すべての臨床骨折発生後での死亡リスクは約2倍に増大し、そのなかでも大腿骨近位部骨折後の死亡率は6.7倍、椎体骨折後の死亡率は8.6倍に増大していた[8]〔図2〕。

一方で、骨粗鬆症を罹患しても適切に治療をすることにより、生命予後を改善させることが明らかになっている。骨粗鬆症による大腿骨近位部骨折例を対象に、骨粗鬆症治療薬であるゾレドロン酸水和物5mg（年1回投与）を平均1.9年間投与したところ、死亡率が28%有意に低下した[9]。つまり、骨粗鬆症例では生命予後は悪化してしまうが、適切な治療によりそれを改善可能であることがわかっている[10]。

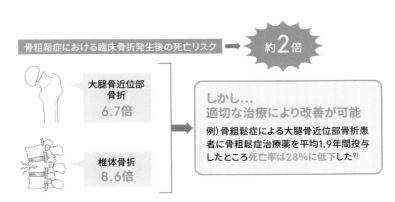

〔図2〕臨床骨折発生後の死亡のリスク

(Cauley JA, et al：Risk of mortality following clinical fractures. Osteoporos Int 11(7)：556-561, 2000を参考に作成)

ロコモティブシンドロームと骨粗鬆症の因果関係

　ロコモティブシンドローム（ロコモ）は運動機能低下のハイリスクにある者を広くとらえており，フレイルはより限定的に要介護ハイリスク者をとらえて

いる可能性があると考えられる．サルコペニアは，筋量・筋肉の減少を有し，ロコモがある程度進行した状態に内包されると考えられる[11]〔図3〕．

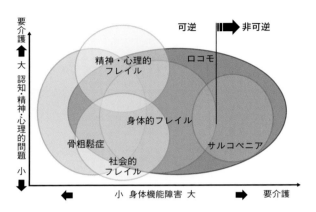

〔図3〕骨粗鬆症，ロコモ，フレイル，サルコペニアの概念

骨粗鬆症は身体的フレイル手前の状態に内包され，身体的フレイルはロコモの要介護手前の状態に内包され，サルコペニアは筋量・筋肉の減少を有し，ロコモが更に進行した状態に内包されると考える．

（佐久間真由美ほか：フレイルとサルコペニアについて．新潟医学会雑誌 132(10)：342, 2018を参考に作成）

引用・参考文献

1）Marsh D, et al：Coordinator-based systems for secondary prevention in fragility fracture patients. Osteoporos Int 22：2051-2065, 2011.
2）itchell PJ：Fracture Liaison Services：the UK experience. Osteoporos Int 22 (Suppl 3)：487-494, 2011.
3）McLellan AR, et al：The fracture liaison service：success of a program for the evaluation and management of patients with osteoporotic fracture. Osteoporos Int 14：1028-1034, 2003.
4）高橋栄明：骨粗鬆症リエゾンサービス（海外の現状）．骨粗鬆症治療12：31-36, 2013.
5）日本骨粗鬆症学会：リエゾンサービス－骨粗鬆症マネージャー制度．http://www.josteo.com/ja/liaison/authorization/rule.html (2021年8月27日検索)
6）Nguyen ND, et al：Bone loss, weight loss, and weight fluctuation predict mortality risk in elderly men and women. J Bone Miner Res 22(8)：1147-1154, 2007.

7）Suzuki T, et al：Low bone mineral density at femoral neck is a predictor of increased mortality in elderly Japanese women. Osteoporos Int 21(1)：71-79, 2010.
8）Cauley JA, et al：Risk of mortality following clinical fractures. Osteoporos Int 11(7)：556-561, 2000.
9）Lyles KW, et al：Zoledronic acid and clinical fractures and mortality after hip fracture. N Engl J Med 357 (18)：1799-1809, 2007.
10）中村利孝監，日本骨粗鬆症学会骨粗鬆症リエゾンサービス委員会ワーキンググループ編：わかる！できる！骨粗鬆症リエゾンサービス－骨粗鬆症マネージャー実践ガイドブック，改訂版．p.18-19, ライフサイエンス出版, 2020.
11）佐久間真由美ほか：フレイルとサルコペニアについて．新潟医学会雑誌 132(10)：339-343, 2018.

第6章 ロコモティブシンドローム対策としての栄養管理

1. ロコモティブシンドロームと栄養の関係

はじめに

ロコモティブシンドロームには運動器が重要な役割を果たしている. なかでも筋肉と骨が重要であり, これらの健康の維持が不可欠である. さらに大きな視点で考えると, 筋肉や骨を含んだ体重の管理も重要といえる. 本項では, ロコモティブシンドロームと栄養の関係について, 実践に生かしていけるような具体的な5つのアドバイスを提案する.

体重をチェックしよう

筋肉の健康に関しては, 体重をチェックすることが基本となる. できれば体脂肪計などを用いて, 身体組成, とくに除脂肪量（筋肉量）をチェックすることができれば理想的である.

体重は身長の影響を受けるので, 個人ごとに理想的な数値を示すことは難しい. そこで, 身長と体重から計算される体格指数（BMI）がよく用いられる. 表1は, 厚生労働省から発表されている「日本人の食事摂取基準2020年版」（以下, 食事摂取基準）に記載されている, 目標とするBMIの範囲である[1]. 食事摂取基準では, エネルギーの摂取と消費のバランスを示す指標としてBMIを用いている. すなわち, BMIが一定であればエネルギー摂取とエネルギー消費のバランスがとれていることになる. しかし, 肥満ややせの状態でバランスがとれていることは望ましいことではなく, 適切なBMIの範囲が示されている.

表2は, 目標とするBMIごとに, 身長から算出した体重の値を示したものである. たとえば18歳から49歳で, 身長が160cmの人の場合, 目標とするBMIの範囲は18.5〜24.9であるので, そのときの体重は47.4〜63.7kgの範囲となる. 50〜64歳, 65歳以上では, それぞれ目標とする BMI の範囲が異なるので（表1参照）, 数値を読むときには注意が必要である.

ところで, ロコモティブシンドロームを意識する年齢は比較的高いと予想される. たとえば50歳以上では, 目標とするBMIの範囲の下の値は18.5ではなく, 20.0である. 65歳以上では, さらに高値の21.5となる. この場合, 50歳やさらに65歳になってから体重を増やすのでは, 体脂肪の増加が多くなってしまうことが予想される. し

〔表1〕目標とするBMIの範囲（18歳以上）[1,2]

年齢	目標とするBMI (kg/m²)
18〜49（歳）	18.5〜24.9
50〜64（歳）	20.0〜24.9
65〜74（歳）[3]	21.5〜24.9
75以上（歳）[3]	21.5〜24.9

[1] 男女共通, あくまでも参考として使用すべきである.
[2] 観察疫学研究において報告された死亡率がもっとも低かったBMIを基に, 疾患別の発症率とBMIとの関連, 死因とBMIとの関連, 日本人のBMIの実態等を総合的に勘案し, 目標とする範囲を設定.
[3] 65歳以上の高齢者では, フレイル予防および生活習慣病の予防の両方に配慮する必要があることをふまえ, 当面目標とするBMIの範囲を21.5〜24.9kg/m²とした.

（厚生労働省:「日本人の食事摂取基準（2020年版）」策定検討会報告書.
https://www.mhlw.go.jp/content/10904750/000586553.pdf（2021年7月30日検索）より引用）

〔表2〕BMIと身長から算出した体重

身長＼BMI	18.5	20.0	21.5	24.9
150cm	41.6 kg	45.0	48.4	56.0
155	44.4	48.1	51.7	59.8
160	47.4	51.2	55.0	63.7
165	50.4	54.5	58.5	67.8
170	53.5	57.8	62.1	72.0
175	56.7	61.3	65.8	76.3
180	59.9	64.8	69.7	80.7

BMI×身長（m）×身長（m）で算出. 小数第2位を四捨五入した.
BMIは kg/m²

たがって, より若い年代からBMIは21.5付近となるように体重を維持していくことが生涯にわたる体重管理にはよいと考えられる.

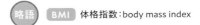

略語　**BMI**　体格指数：body mass index

さまざまな食品を摂取しよう

エネルギーの次に大切なものはタンパク質である. タンパク質は英語でプロテイン（protein）というが, この語源は「もっとも重要なもの」という意味を表すギリシャ語から来ている. タンパク質の必要量は体重1kgあたり1gを目安にするとよい. ただし, 肉＝タンパク質と思っている人もいるようだが, たとえば, サーロインステーキ100g中のタンパク質は17g程度で, 当然脂肪が多くなればタンパク質の割合も少なくなってしまう. **表3**は, いくつかの代表的な食品のタンパク質の量を示したものである[2].

いろいろな食品を摂取する指標に「食品摂取の多様性スコア」がある**〔図1〕**[3]. これは10の食品群を取り上げ, これらと低栄養などとの関係を検討したもので, 一般の人にもわかりやすく使いやすいものである.

この食品群をさらにわかりやすくしたものが, 「さあにぎやかにいただく」である**〔図2〕**. これは

〔表3〕代表的な食品のタンパク質含量

食品	タンパク質（g）
牛肉（輸入牛サーロイン）	17.4
豚肉（豚もも赤身）	22.1
鶏肉（鶏むね）	21.3
卵	12.4
紅鮭	22.5
大豆（水煮）	13.0
プロセスチーズ	22.8

可食部100gあたりの数値

（文部科学省：日本食品標準成分表2020年版（八訂）. http://www.mext.go.jp/a.menu/shokuhinseibun/mext_01110.html（2021年10月6日検索）を参考に作成）

東京都健康長寿医療センター研究所が開発した食品摂取の多様性スコアを構成する10の食品群の頭文字をとったもので, ロコモチャレンジ推進協議会が考案した合言葉である. 7つの食品群を摂取するように心がけるとよいとされている.

第**6**章　ロコモティブシンドローム対策としての栄養管理

最近一週間のうち，10種類の食品をほぼ毎日食べていますか？
ほぼ毎日食べる場合は「1点」，そうでない場合は「0点」で合計点を出します．

1	肉		点	6	緑黄色野菜		点
2	魚介類		点	7	海藻類		点
3	卵		点	8	いも		点
4	大豆・大豆製品		点	9	果物		点
5	牛乳		点	10	油を使った料理		点

あなたの点数は？ ------------------> 点

・**食品摂取の多様性得点**（熊谷ら，公衆衛生誌，2003）
肉類，魚介類，卵類，大豆製品，牛乳，緑黄色野菜類，海藻類，果物，いも類，油脂類の全10食品群の一週間の摂取頻度を把握．各食品群について「ほぼ毎日食べる」に1点，それ以外は0点とし，合計点数を求める（0-10点）．

〔図1〕食品摂取の多様性スコア

さ かな（魚）

あ ぶら（油）

に く（肉）

ぎ ゅうにゅう（牛乳・乳製品）

や さい（野菜）

か いそう（海藻）

に

い も（芋）

た まご（卵）

だ いず（大豆・大豆製品）

く だもの（果物）

10の食品群のうち7品目を
毎日摂るように心がける

〔図2〕さあにぎやか（に）いただく

ここで「肉」が登場するが，肉にも種類がある．タンパク質源という点でいえば，どの肉も同じということになるが，肉の種類によって栄養学的な意味は異なってくる．牛肉には鉄や亜鉛などのミネラルが多く含まれている．豚肉にはB群のビタミンが多く含まれている．鶏肉は比較的脂肪が少なく，低エネルギーである．したがって，肉も1つの種類だけを食べるのではなく，さまざまな種類を食べることが有効である．

カルシウム足りていますか

カルシウムは骨の材料である．しかし，カルシウム不足を実感することはほとんどない．いつの間にか骨からカルシウムが失われていき，骨折して初めて気がつくことが多い．骨の健康に関しては「転ばぬ先の杖」が重要である．

カルシウムは摂り貯めができないので，習慣的に一定量を摂取する必要がある．厚生労働省が示しているカルシウムの1日あたりの推奨量は成人男性で700〜800mg，成人女性で600〜650mgである[1]．骨の健康を考えた場合には，これらの値よりも少し多めに，800mg程度を目標にすればよいだろう．

習慣的なカルシウム摂取量を調べるために，「カルシウム自己チェック表」が開発されている〔表4〕[4]．これはカルシウムの供給源となる食品群の日常的な摂取頻度を問うもので，過去1か月程度を想定して，各食品群の摂取頻度を回答，その合計点数からカルシウム摂取量を評価するものである．合計点数を40倍した値が，習慣的なカルシウム摂取量の推定値である．たとえば合計点数が20点であれば800mgの摂取となる．このチェック表を使用して，習慣的なカルシウム摂取量を知り，改善できるところから取り組んでいくとよいだろう．

〔表4〕カルシウム自己チェック表

		0点	0.5点	1点	2点	4点	点数
1	牛乳を毎日どのくらい飲みますか？	ほとんど飲まない	月1〜2回	週1〜2回	週3〜4回	ほとんど毎日	
2	ヨーグルトをよく食べますか？	ほとんど食べない	週1〜2回	週3〜4回	ほとんど毎日	ほとんど毎日2個	
3	チーズ等の乳製品やスキムミルクをよく食べますか？	ほとんど食べない	週1〜2回	週3〜4回	ほとんど毎日	2種類以上毎日	
4	大豆，納豆など豆類をよく食べますか？	ほとんど食べない	週1〜2回	週3〜4回	ほとんど毎日	2種類以上毎日	
5	豆腐，がんも，厚揚げなど大豆製品をよく食べますか？	ほとんど食べない	週1〜2回	週3〜4回	ほとんど毎日	2種類以上毎日	
6	ほうれん草，小松菜，チンゲン菜などの青菜をよく食べますか？	ほとんど食べない	週1〜2回	週3〜4回	ほとんど毎日	2種類以上毎日	
7	海藻類をよく食べますか？	ほとんど食べない	週1〜2回	週3〜4回	ほとんど毎日		
8	シシャモ，丸干しいわしなど骨ごと食べられる魚を食べますか？	ほとんど食べない	月1〜2回	週1〜2回	週3〜4回	ほとんど毎日	
9	しらす干し，干し海老など小魚類を食べますか？	ほとんど食べない	週1〜2回	週3〜4回	ほとんど毎日	2種類以上毎日	
10	朝食，昼食，夕食と1日に3食を食べますか？		1日1〜2食		欠食が多い	きちんと3食	

（石井光一ほか：簡便な「カルシウム自己チェック表」の開発とその信頼度の確定．Osteoporosis Japan 13(2)：498, 2005より引用）

ビタミンDは骨にも筋肉にも大切である

ビタミンDはカルシウムの吸収を助け，骨の健康に重要な働きをしているビタミンであるが，最近は骨以外にもさまざまな効果をもつことがわかってきた．

その一つが筋力の維持（筋肉）に対する働きである．ビタミンDの栄養状態が悪い人は転倒が多いという報告もある[5]．転倒は骨折の大きなリスクであるため，転倒により骨折が起これば，ロコモティブシンドロームにつながってしまう．そのため，ビタミンDの摂取を意識することが重要である．

ビタミンDには2つの供給源がある．1つは食品，もう1つは紫外線にあたることにより皮膚で産生されるものである．どちらも体内では同様に代謝される．ビタミンDを供給する食品はかぎられている．代表的なものは魚類である．図3に主な供給源を示した．これら以外にも鶏卵も供給源となる．

先に述べたように，紫外線にあたることにより皮膚でビタミンDが産生される．表5は5.5μgのビタミンDを産生するために必要な日光曝露時間を示したものである[1]．日本は南北に長い国土を有し，札幌と那覇では値に非常に差があるため，冬（12月）の札幌ではもっとも紫外線が強い12時でもビタミンD産生は難しいことがわかる．したがって，皮膚産生よりも食品からの摂取が重要となる．

1日に必要なビタミンD量は8.5μgとされている[1]．

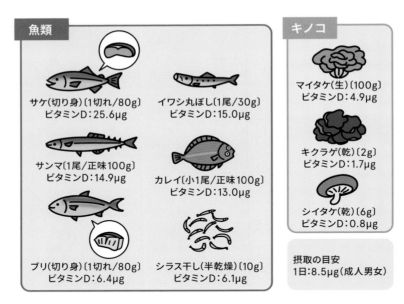

〔図3〕ビタミンD を多く含む食品

（文部科学省：日本食品標準成分表2020年版（八訂）．
http://www.mext.go.jp/a.menu/shokuhinseibun/mext_01110.html（2021年10月6
日検索）を参考に作成）

〔表5〕ビタミンD を5.5μg産生するために必要な日光曝露時間（分）

測定地点（緯度）	7月			12月		
	9時	12時	15時	9時	12時	15時
札幌（北緯43度）	7.4	4.6	13.3	497.4	76.4	2,741.7
つくば（北緯36度）	5.9	3.5	10.1	106.0	22.4	271.3
那覇（北緯26度）	8.8	2.9	5.3	78.0	7.5	17.0

（厚生労働省：「日本人の食事摂取基準（2020年版）」策定検討会報告書．
https://www.mhlw.go.jp/content/10904750/000586553.pdf（2021年7月30日検索）より引用）

バランスのよい食事とは

　適切な体重を維持するために適切なエネルギー摂取量を心がけ，タンパク質やカルシウム，ビタミンD など多くの栄養素を摂取するためには，バランスのよい食事が基本となる．

　先に紹介した，「さあにぎやかにいただく」に登場しなかった重要な食品群が何かわかるだろうか？　主食となるごはんやパン，麺などの穀類が登場していない．つまり，「さあにぎやかにいただく」＋主食を意識すればよい食事になる．

　献立ベースで考える場合には，単品よりも定食スタイルを基本とすればよいだろう．図4は，厚生労働省，農林水産省から発表されている食事バランスガイドである[6]．食事バランスガイドは，1日に，「何を」，「どれだけ」食べたらよいかを考える

際の参考にできるように，食事の望ましい組み合わせとおおよその量をイラストでわかりやすく示したものである．主食，主菜，副菜，牛乳・乳製品，果物を組み合わせることにより，バランスのよい食事を目指している．

望ましい体重を知り，その体重を維持しながら，食事バランスガイドを基本に，「さあにぎやかにいただく」を意識すればよい．

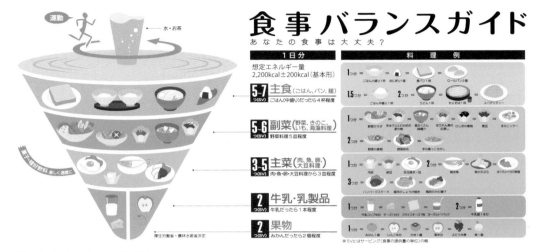

〔図4〕食事バランスガイド
（農林水産省：食事バランスガイド．
http://www.maff.go.jp/j/balance_guide/（2021年7月30日検索）より引用）

まとめ

ロコモティブシンドロームの予防，改善に栄養・食事は欠かすことのできないものである．1日3回毎日摂取する食事について，今回紹介した点を心がけることで，運動器の健康維持・増進につながることが期待できる．ぜひ可能なことから取り組んでいただきたい．

引用・参考文献
1） 厚生労働省：「日本人の食事摂取基準（2020年版）」策定検討会報告書．
https://www.mhlw.go.jp/content/10904750/000586553.pdf（2021年7月30日検索）
2） 文部科学省：日本食品標準成分表2020年版（八訂）．
http://www.mext.go.jp/a.menu/shokuhinseibun/mext_01110.html（2021年10月6日検索）
3） 熊谷修ほか：地域在宅高齢者における食品摂取の多様性と高次生活機能低下の関連．日本公衆衛生雑誌 50(12)：1117-1124, 2003.
4） 石井光一ほか：簡便な「カルシウム自己チェック表」の開発とその信頼度の確定．Osteoporosis Japan 13(2)：497-502, 2005.
5） Shimizu Y, et al：Serum 25-hydroxyvitamin D level and risk of falls in Japanese community-dwelling elderly women：a 1-year follow-up study. Osteoporos Int 26(8)：2185-2192, 2015.
6） 農林水産省：食事バランスガイド．
http://www.maff.go.jp/j/balance_guide/（2021年7月30日検索）

第6章 ロコモティブシンドローム対策としての栄養管理

2. 予防と治療のための栄養管理と食事

はじめに

ロコモティブシンドローム（以下，ロコモ）は，やせでも肥満でも生じやすくなる．やせロコモでは，骨粗鬆症とサルコペニアが問題となることが多い．一方，ロコモ肥満では，変形性膝関節症，変形性股関節症，変形性腰椎症などが問題となることが多い．やせの場合には筋肉で体重増加，肥満の場合には脂肪で体重減少することが，ロコモの予防と治療に役立つ．予防として「日本人の食事摂取基準」，食品多様性，治療として攻めの栄養管理，リハビリテーション（以下，リハ）栄養について解説する．

日本人の食事摂取基準

厚生労働省より発表されている「日本人の食事摂取基準」は，健康な個人および集団を対象として，国民の健康の保持・増進，生活習慣病の予防のために参照するエネルギーおよび栄養素の摂取量の基準を示すものである[1]．これは，ロコモの予防にも役立つ．現在は，2020年版が最新であるため，今回は2020年版について解説する．

目標とする体格指数（BMI；kg/m²）の範囲は，18～49歳で18.5～24.9，50～64歳で20.0～24.9，65～74歳で21.5～24.9，75歳以上で21.5～24.9とされている．ロコモ予防のためにも，この目標範囲内にBMIをとどめておくこ

とが望ましい．ただし，同じBMIでも体脂肪量が多い人や筋肉量が多い人もいる．スポーツ選手などで筋肉量が多く体脂肪量が少なくてBMIが25以上の場合には，筋肉量を減らす必要はない．一方，体脂肪量が多く筋肉量が少ない場合には，目標範囲内であっても体脂肪量を減らしたり筋肉量を増やしたりしたほうがよい．

推定エネルギー必要量〔表1〕とタンパク質目標量〔表2〕は，身体活動レベルで異なる．

レベル1（低い）は，生活の大部分が座位で，静的な活動が中心の場合である．レベル1は，高齢者施設で自立に近い状態で過ごしている者にも

〔表1〕身体活動レベル別の推定エネルギー必要量（kcal）

年齢	男性			女性		
	レベル1	レベル2	レベル3	レベル1	レベル2	レベル3
30～49歳	2,300	2,700	3,050	1,750	2,050	2,350
50～64歳	2,200	2,600	2,950	1,650	1,950	2250
65～74歳	2,050	2,400	2,750	1,550	1,850	2,100
75歳以上	1,800	2,100	－	1,400	1,650	－

〔表2〕身体活動レベル別のタンパク質目標量（g／日）

年齢	男性			女性		
	レベル1	レベル2	レベル3	レベル1	レベル2	レベル3
30～49歳	75～115	88～135	99～153	57～88	67～103	76～118
50～64歳	77～110	91～130	103～148	58～83	68～98	79～113
65～74歳	77～103	90～120	103～138	58～78	69～93	79～105
75歳以上	68～90	79～105	－	53～70	62～83	－

適用できる.

レベル2（普通）は，坐位中心の仕事だが，職場内での移動や立位での作業・接客等，通勤・買い物での歩行，家事，軽いスポーツ，のいずれかを含む場合である.

レベル3（高い）は，移動や立位の多い仕事への従事者，あるいはスポーツ等余暇における活発な運動習慣をもっている場合である．現在の栄養状態が良好で，目標とするBMIの範囲内にあれば，身体活動度レベルに合わせたエネルギー必要量とタンパク質目標量で栄養管理を行えばよい．一方，やせや肥満で栄養改善が必要な場合には，後述する「攻めの栄養管理」を行う.

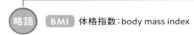

略語　**BMI**　体格指数：body mass index

食品多様性

ロコモの予防には，個別の栄養素を単独で摂取するよりも，バランスのよい食事を摂取したほうがよい．具体的には，多種類の食品を摂取する食品多様性を心がけるとよい．魚・油・肉・牛乳・野菜・海藻・いも・卵・大豆・果物のうち，7品目以上をほぼ毎日摂取している場合，4年後の握力と通常歩行速度の低下が有意に少なかった[2]．これら10品目の頭文字をつなげて「さあ，にぎやかにいただく」（**さ**かな，**あ**ぶら，**に**く，**ぎ**ゅうにゅう，**や**さい，**か**いそう，**い**も，**た**まご，**だ**いず，**く**だもの）と覚える〔図1〕（ロコモ チャレンジ！推進協議会の石橋英明先生考案）．また，食品多様性が高

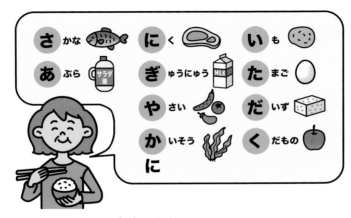

〔図1〕さあにぎやか（に）いただく

第**6**章　ロコモティブシンドローム対策としての栄養管理

いほうが，身体的フレイルが少なかった[3]．

　もし10品目のうち6品目以下だった場合には，これならほぼ毎日摂取できるという食品を1，2品目決めて，それらをできるだけ毎日摂取するように心がけるとよい．ただし，私見であるが，いもと油以外の食品にすることを推奨する．

攻めの栄養管理

　やせロコモやロコモ肥満で低栄養，肥満を認める場合には，栄養改善を目指した攻めの栄養管理が治療に重要である[4]．体重や筋肉量の増加を目指す場合，1日エネルギー必要量＝1日エネルギー消費量＋1日エネルギー蓄積量（200～750kcal）とする．一方，体重減少を目指す場合，1日エネルギー必要量＝1日エネルギー消費量－1日エネルギー蓄積量（200～750kcal）とする．理論的にはエネルギーバランスを7,000～7,500kcalプラスマイナスにすることで，1kgの体重増減を期待できる．

　そのため，栄養のゴール設定が1か月で1kgの体重増加の場合，1日エネルギー蓄積量は＋250kcalとする．一方，1か月で2kgの体重減少をゴールに設定した場合，1日エネルギー蓄積量は－500kcalとする．ただし，エネルギー摂取量を減らすとき，タンパク質摂取量は減らさないことが，減量時の筋肉維持に有用である．

　以下の2つの質問への回答が両者とも「はい」の場合に，攻めの栄養管理を行う．

1.改善すべき低栄養・肥満か?

　栄養改善しながら運動療法やリハを行うことで，生活機能の改善を期待できるかどうか判断する．たとえば低栄養のJCS 3桁の重度意識障害患者では，低栄養を改善しても生活機能の改善は困難である．一方，肥満のJCS 3桁の重度意識障害患者では，肥満を改善することで介護負担を軽減できる可能性がある．慢性閉塞性肺疾患や慢性心不全を有する肥満の人の場合，体重が多ければ多いほど生命予後がよい肥満パラドックスを認める．そのため，BMI 30未満かつ肥満の運動器への悪影響が大きくない場合には，肥満の改善は不要である．ただし，BMI 30以上や肥満のために歩行困難の場合には，改善すべき肥満といえる．

2.改善できる低栄養・肥満か?

　低栄養の場合，その原因と程度によって改善できる場合とできない場合がある．不応性悪液質（がんなどによる終末期），高度炎症（CRPが10mg/dL以上），リフィーディング症候群とそのリスク状態の場合には，改善できないと判断する．一方，肥満の場合，疾患による二次性肥満の場合，疾患をある程度治療できていないと栄養改善しにくい．また，本人が体重減少を望んでいない場合も，肥満の改善は難しい．

略語		
JCS	ジャパン・コーマ・スケール： Japan Coma Scale	
CRP	C反応性タンパク：C-reactive protein	

リハビリテーション栄養

　やせロコモやロコモ肥満の治療には，リハ栄養の考え方が有用である．リハ栄養とは，国際生活機能分類（ICF）による全人的評価と栄養障害・サルコペニア・栄養摂取の過不足の有無と原因の評価，診断，ゴール設定を行ったうえで，障害者やフレイル高齢者の栄養状態・サルコペニア・栄養

素摂取・フレイルを改善し，機能・活動・参加，QOLを最大限高める「リハからみた栄養管理」や「栄養からみたリハ」である[5]．質の高いリハ栄養の実践には，リハ栄養アセスメント・診断推論，リハ栄養診断，リハ栄養ゴール設定，リハ栄養介入，リハ栄養モニタリングの5段階で構成されるリハ栄養ケアプロセスの活用が有用である[5]．

1.リハ栄養アセスメント・診断推論

ICFによる全人的評価，栄養障害・サルコペニア・栄養素摂取の評価・推論を行う．ICFの構成要素である健康状態，心身機能・身体構造，活動，参加，個人因子，環境因子の6つの項目を評価する．

2.リハ栄養診断

栄養障害・サルコペニア・栄養素摂取の過不足の有無と原因の診断を行う〔表3〕．サルコペニアについては別項目（p.62〜66）を参照されたい．

栄養障害では，低栄養，過栄養の有無と原因を診断する．低栄養の場合，その原因が飢餓（エネルギー摂取不足，食事摂取量不足），侵襲（手術，外傷，骨折，急性感染症，熱傷などによる急性炎

症），悪液質（がん，慢性心不全，慢性腎不全，慢性呼吸不全，慢性肝不全，慢性感染症，関節リウマチなどによる慢性炎症）のいずれか，もしくは複数かを診断する．また，現時点では低栄養や過栄養を認めなくても今後，低栄養や過栄養を認める恐れがある場合には，低栄養のリスク状態，過栄養のリスク状態と診断する．

栄養素の摂取不足とは，特定の栄養素の不足・欠乏症状の有無にかかわらず，現時点での摂取が必要量に満たず不足している状況，いわば食べなさ過ぎである．一方，栄養素の摂取過剰とは，特定の栄養素の不足・欠乏症状の有無にかかわらず，現時点での摂取が必要量に対して多過ぎる状況，いわば食べ過ぎである．

3.リハ栄養ゴール設定

リハ栄養ケアプロセスで最も重要なステップは，仮説思考でリハと栄養のSMART（Specific：具体的，Measurable：測定可能，Achievable：

 略語 **ICF** 国際生活機能分類：International Classification of Functioning, Disability and Health

〔表3〕リハビリテーション栄養診断

①栄養障害	・低栄養：飢餓，侵襲，悪液質
	・過栄養：エネルギー摂取過剰，エネルギー消費不足，疾患
	・栄養障害のリスク状態：低栄養・過栄養
	・栄養素の不足状態
	・栄養素の過剰状態
	・なし
②サルコペニア	・あり：加齢，活動，栄養，疾患
	・筋肉量のみ低下：加齢，活動，栄養，疾患
	・筋力and/or身体機能のみ低下：加齢，活動，栄養，疾患
	・低下なし
③栄養素摂取の過不足	・栄養素の摂取不足
	・栄養素の摂取過剰
	・栄養素摂取不足の予測
	・栄養素摂取過剰の予測
	・なし

達成可能, Relevant：重要・切実, Time-bound：期間が明記) なゴールを設定することである. たとえば, 栄養改善や身体機能向上は, SMART なゴールではない. 一方, 1か月後に体重1kg増加を目標とする, 1か月後に6分間歩行で400m以上歩行可能を目標とするのであれば, 比較的SMART なゴールといえる. やせロコモやロコモ肥満の改善を目指す場合には, 運動機能やリハと, 栄養状態の両者のゴールを必ず設定してほしい.

4.リハ栄養介入

リハ栄養介入では, 仮説として立案したリハ栄養ゴールを達成するために, 「リハからみた栄養管理」や「栄養からみたリハ」を計画して実施する.

「リハからみた栄養管理」では, 1日3時間のトレーニングを実施して, トレーニングで500kcal消費しているのであれば, 栄養管理で500kcal追加する. 攻めの栄養管理もここで実施する.

「栄養からみたリハ」では, 栄養摂取が不十分な場合, 筋肉量増加や持久力改善を目指したレジスタンストレーニングや持久性トレーニングは実施しない. もし行えば, エネルギーバランスがよりマイナスとなって, さらに筋肉量が減少し, 貧血が進行することが予測されるからである. ただし, 栄養摂取が不十分でも1日中ベッド上安静で過ごすと廃用性筋萎縮が進行するため, 家屋内での

鯖　　　　　鶏むね肉　　　木綿豆腐　　　鶏卵
（1切れ）　（皮なし/60g）　（1/3丁）　　（1個）
16.5g　　　14.0g　　　　7.0g　　　　6.2g

〔図2〕タンパク質を多く含む食品

牛乳　　　　小松菜　　　　いわし　　　　木綿豆腐
（1カップ）　（1/4束）　（丸干し/中2尾）　（1/2丁）
231mg　　　136mg　　　　132mg　　　129mg

〔図3〕カルシウムを多く含む食品

まいわし　　鮭　　　　　きくらげ　　　まいたけ
（生/2尾）　（生/1切れ）　（乾/2個）　　（生/1/4束）
64.0µg　　　25.6µg　　　1.7µg　　　　1.0µg

〔図4〕ビタミンD を多く含む食品

糸引き納豆　　ほうれん草　　ブロッコリー　　抹茶
（1パック）　（生/1/4束）　（生/3〜4房）　（小さじ1）
300µg　　　162µg　　　　112µg　　　　58µg

〔図5〕ビタミンK を多く含む食品

日常生活活動に関しては制限しないで実施する.

　やせロコモの場合,サルコペニアや骨粗鬆症への対策として,タンパク質,カルシウム,ビタミンD,ビタミンKの十分な摂取が重要である.「骨粗鬆症の予防と治療ガイドライン2015年版」では,カルシウムを700〜800mg/日,ビタミンDを10〜20μg/日,ビタミンKを250〜300μg/日,摂取することが推奨されている[6].タンパク質,カルシウム,ビタミンD,ビタミンKを多く含む食品を毎日摂取することが望ましい〔図2〜5〕.

5.リハ栄養モニタリング

　リハ栄養モニタリングでは,介入後の経過を観察して再評価を行う.とくにリハ栄養ゴールの達成状況,栄養状態,ICF,人生・生活の質(QOL)の評価が重要である.リハ栄養ゴールを達成できなかった場合には,その原因を考えて新たな仮説を再構築する.

 略語 **QOL** 人生・生活の質:quality of life

おわりに

　ロコモの予防として日本人の食事摂取基準,食品多様性,治療として「攻めの栄養管理」,「リハ栄養」について解説した.ロコモ対策には,運動やリハと栄養管理の併用が効果的である.ただし,やせロコモとロコモ肥満で求められる栄養管理は異なるため個別性を意識した栄養管理で,ロコモの予防と治療を行ってほしい.

引用・参考文献

1）「日本人の食事摂取基準」策定検討会:日本人の食事摂取基準(2020年版).平成元年12月.
https://www.mhlw.go.jp/content/10904750/000586553.pdf (2021年9月7日検索)
2）Yokoyama Y, et al:Dietary Variety and Decline in Lean Mass and Physical Performance in Community-Dwelling Older Japanese: A 4-year Follow-Up Study. Journal of Nutrition, Health & Aging 21(1):11-16, 2017.
3）Kiuchi Y, et al:The Association between Dietary Variety and Physical Frailty in Community-Dwelling Older Adults. Healthcare (Basel) 9(1):32, 2019.

4）Nakahara S, et al:Aggressive nutrition therapy in malnutrition and sarcopenia. Nutrition 84:111109, 2021.
5）Nagano A, et al:Rehabilitation Nutrition for Iatrogenic Sarcopenia and Sarcopenic Dysphagia. Journal of Nutrition, Health & Aging 23(3):256-265, 2019.
6）骨粗鬆症の予防と治療ガイドライン作成委員会:骨粗鬆症の予防と治療ガイドライン 2015年版. ライフサイエンス出版, p.78-79, 2015.
http://www.josteo.com/ja/guideline/doc/15_1.pdf (2021年10月6日検索)

第6章 ロコモティブシンドローム対策としての栄養管理

INDEX

ロコモティブシンドロームビジュアルテキスト

2021年12月5日　　初　版　第1刷発行

監　修	大江　隆史（おおえ　たかし）
発行人	小袋　朋子
編集人	増田　和也
発行所	株式会社 学研メディカル秀潤社 〒141-8414　東京都品川区西五反田2-11-8
発売元	株式会社 学研プラス 〒141-8415　東京都品川区西五反田2-11-8
印刷製本	凸版印刷

この本に関する各種お問い合わせ先
【電話の場合】
・編集内容についてはTel 03-6431-1237（編集部）
・在庫についてはTel 03-6431-1234（営業部）
・不良品（落丁，乱丁）については
　Tel 0570-000577
　学研業務センター
　〒354-0045 埼玉県入間郡三芳町上富279-1
・上記以外のお問い合わせは
　学研グループ総合案内 0570-056-710（ナビダイヤル）
【文書の場合】
・〒141-8418　東京都品川区西五反田2-11-8
　　学研お客様センター
　　『ロコモティブシンドロームビジュアルテキスト』係

本書に記載されている内容は，出版時の最新情報に基づくとともに，臨床例をもとに正確かつ普遍化すべく，著者，編者，監修者，編集委員ならびに出版社それぞれが最善の努力をしております．しかし，本書の記載内容によりトラブルや損害，不測の事故等が生じた場合，著者，編者，監修者，編集委員ならびに出版社は，その責を負いかねます．
　また，本書に記載されている医薬品や機器等の使用にあたっては，常に最新の各々の添付文書や取り扱い説明書を参照のうえ，適応や使用方法等をご確認ください．

株式会社 学研メディカル秀潤社